DE LA

FIÈVRE TRAUMATIQUE

ET DE

L'INFECTION PURULENTE

DE LA

FIÈVRE TRAUMATIQUE

ET DE

L'INFECTION PURULENTE

PAR

P.-EM. CHAUFFARD

PROFESSEUR DE PATHOLOGIE GÉNÉRALE A LA FACULTÉ DE MÉDECINE DE PARIS,
MEMBRE DE L'ACADÉMIE DE MÉDECINE, MÉDECIN DE L'HOPITAL NECKER

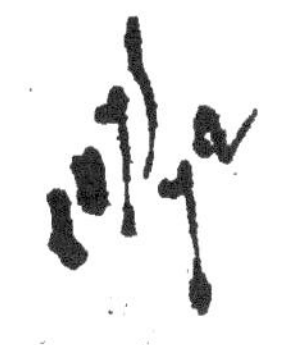

PARIS

LIBRAIRIE J.-B. BAILLIÈRE ET FILS

19, RUE HAUTEFEUILLE, 19

1873

I. — INTRODUCTION

La pathogénie de la fièvre traumatique et celle de l'infection purulente soulèvent de si hauts et de si difficiles problèmes de pathologie générale, que l'on me pardonnera d'y revenir, et de ne pas me borner à ce que j'ai du en dire lors de la discussion académique où ces questions étaient en jeu. Les discussions, même les plus prolongées, ont leurs limites; elles ne sauraient guère dépasser les données générales du sujet; elles ne permettent point de préciser les détails, de donner de larges développements sur les points essentiels, et d'entourer les affirmations doctrinales de tous les caractères d'une démonstration scientifique.

Je publie donc ce travail dans l'intention de compléter et de fortifier les notions pathogéniques que j'ai émises à la tribune de l'Académie de médecine, pendant les mois de juillet et août de l'année 1871 (1). Afin d'atteindre ce but, j'ai cru devoir reproduire intégralement les Mémoires que

(1) *Bulletin de l'Académie de médecine*, 1871. Tome XXXVI, p. 450 et suiv.

j'avais lus alors, l'un sur la fièvre traumatique, l'autre sur l'infection purulente, ainsi qu'un Discours en réponse aux objections que m'avait présentées un éminent collègue, M. Gosselin. J'ai laissé à ces Mémoires la forme de discours sous laquelle ils avaient été conçus et écrits, et qui en justifiait le mouvement et l'allure. J'ai ensuite cherché à compléter ce que ces discours avaient de trop sommaire, en les faisant suivre d'une *Etude Additionnelle* sur la fièvre traumatique et l'infection purulente. Je suis loin, même avec cet appoint, d'avoir épuisé le sujet; mais du moins aurai-je suffisamment appuyé les doctrines pathogéniques que je soutiens, pour qu'on puisse les juger en pleine connaissance de cause, à condition toutefois qu'on voudra bien leur prêter une attention impartiale et un peu soutenue. Je ne prétends pas fournir un exposé aussi simple que celui qui imagine un poison entrant directement dans les voies circulatoires, et empoisonnant l'organisme en cheminant. En général, rien de plus simple que ce qui est systématique et faux ; il en sort de ces explications faciles dont le succès surprend, monte et s'étend rapidement, mais qui peu à peu descendent dans le discrédit et l'oubli. Le vrai dans la nature vivante est plus complexe et plus caché; il faut dépasser l'ordre mécanique pour en avoir le sentiment et l'intelligence.

Qu'on ne m'accuse donc pas si je ne fonde pas mes démonstrations sur des bases aussi nettes, je dirai presque aussi grossières que le fait d'une injection dans les veines d'un chien. Je prétends, en effet, traduire la pathogénie d'une maladie vraie, et non d'un accident. D'ailleurs, les accidents ont-ils une pathogénie? Qui dit pathogénie ne dit-il pas genèse? Et ce mot de genèse n'implique-t-il pas une génération vivante, bien différente de tout ce qui est accidentel ou purement expérimental?

J'avais avancé que la théorie septicémique appliquée à toute la pathologie fébrile du blessé, à la fièvre traumatique comme à l'infection purulente, était une importation allemande. M. Verneuil l'avait hautement proclamé; MM. Gosselin et Bouillaud ont réclamé au nom de la science française. Malgré ces réclamations, je crois vraiment qu'appartient à l'Allemagne cette doctrine qui veut que la fièvre traumatique simple et l'infection purulente soient des degrés d'un même empoisonnement, et tiennent uniquement à la dose de pepsine absorbée. C'est encore à l'Allemagne qu'il faut rapporter la disparition de l'infection putride, perdue entre la fièvre traumatique et l'infection purulente, et qu'à bon droit la chirurgie française avait maintenue comme un fait distinct, et reconnaissant une étiologie spéciale.

Ce sont donc bien les théories allemandes que nous combattons. Pour M. Verneuil, ces théories constituent un grand progrès; pour nous, elles expriment un ensemble d'erreurs, destructeur de tous les enseignements cliniques, de toutes les saines notions de pathologie générale.

Quoiqu'il en soit, progrès ou erreur, cette importation d'idées étrangères pouvait être jugée dans un sens ou dans un autre, sans qu'on en induisît la supériorité ou l'infériorité actuelle de la science allemande comparée à la science française. M. Verneuil n'a pas gardé cette réserve. Il a résolument affirmé, et c'était son droit puisque telles étaient ses convictions, la supériorité absolue de la science germanique, et notre déchéance scientifique. « Plus que tout autre, dit-il, je suis jaloux de la science allemande, et je gémis de voir la nôtre distancée. Mais à quoi nous servirait de taire cet aveu cruel ? Où nous conduiraient notre dédain, notre ignorance, nos illusions? Si nous voulons encore voir la balance scientifique pencher de notre côté, recommençons la guerre sur un terrain où nous étions les maîtres il y a quarante ans; regagnons le temps perdu, et nous verrons avant peu la science étrangère redevenir tributaire de la science française (1). »

Ces convictions ne sont pas les nôtres, et nous n'hésitons pas à nous élever contre une injuste glorification. Nous ne nous laissons émouvoir par aucun souvenir des luttes odieuses où nous venons de succomber. Nous avons rencontré, jusque dans les rangs élevés et dans les représentants les plus

(1) *Bulletin de l'Académie de médecine*. Tome XXXVI, p. 233. Séance du 18 avril 1871.

éminents de la pensée allemande, des ennemis ardents, nourrissant contre nous des haines profondes et invétérées, exhumant, ou mieux, laissant voir à découvert une envie hypocrite et concentrée que nous ne soupçonnions pas. Nous nous efforçons d'oublier ces événements et ces révélations d'hier, pour regarder en face l'unique vérité, pour la dire telle que nous la voyons. Si la supériorité de la science allemande nous était démontrée, nous aurions le courage de l'avouer, et nous exciterions aux ardeurs de la lutte les générations nouvelles, comme le fait notre vaillant collègue, M. Verneuil.

Mais nous croyons tout autre la situation des choses. Nous ne savons si en chirurgie les Allemands dominent, si la médecine opératoire ou l'étude des lésions traumatiques leur doivent des découvertes dont l'éclat efface tout autre éclat. Je crains que, même sur ce point, leur prétendue supériorité ne soit un aveu surpris, une illusion acceptée de confiance sur des déclarations d'outre-Rhin. Je n'ose pourtant me prononcer sur ce point où la compétence de M. Verneuil surpasse tellement la mienne. J'abandonne le terrain chirurgical pour aborder le terrain plus large de la physiologie et de la médecine. Ici j'élève, sans hésiter, d'énergiques protestations.

La physiologie allemande a-t-elle opéré de ces rénovations des choses, de ces découvertes majeures qui ouvrent des horizons inconnus, et impriment à nos connaissances une impulsion décisive et sans retour dans les voies fécondes de l'avenir? Cherchez, à travers tous les grands systèmes organiques, quels sont ceux dont les fonctions nous ont été dévoilées par des travaux venus d'Allemagne? En vérité, où sont-ils? Quelle plus belle page de physiologie que l'histoire de l'ovulation que nous avons presque tout entière écrite? La physiologie expérimentale n'a-t-elle pas retrouvé comme une naissance nouvelle dans la patrie de Legallois et de Bichat, ne régnait-elle pas sans partage à l'amphithéâtre du collége de France? Et, à s'en tenir au moment présent, notre Claude Bernard est-il dépassé? La glycogénie, les fonctions vaso-motrices du grand sympathique, ne sont-elles pas les plus belles démonstrations de la biologie moderne? Les travaux sur les ferments de M. Pasteur n'ont-ils pas renouvelé le plus obscur problème de la vie élémentaire, et donné comme une fonction essentielle au monde des infiniment petits, qui enveloppe et presse le grand monde de la vie générale? La physiologie de l'être ne s'est-elle pas sentie remuée jusqu'au fond de ses entrailles par ces créations émouvantes, sorties de nos pauvres mais glorieux laboratoires? La physiologie allemande possède de magnifiques Instituts, dont nous envions la riche et savante installation : en est-il sorti des œuvres aussi pleines de conséquences et de choses?

En médecine, que devons-nous aux Allemands?

Quel que soit l'ordre des maladies que nous interrogions, avons-nous à leur emprunter des lumières sans lesquelles l'obscurité nous envelopperait? Dans l'ordre des pyrexies, celui qu'ils ont le plus profondément travaillé, nous leur devons l'intervention plus méthodique, plus généralisée, et surtout plus constante du thermomètre. Est-ce à dire qu'ils aient, non pas agrandi, mais seulement modifié notre science pyrétologique? Celle-ci ne reste-t-elle pas constituée telle que la médecine française l'a établie? A-t-on ajouté aux types si laborieusement et si patiemment déterminés par les pyrétologistes français, M. Louis en tête? Le thermomètre, aux mains de la médecine allemande, a reconnu et précisé la vérité des plus anciens faits cliniques de la pyrétologie; il a rajeuni l'antique doctrine des crises que l'observation n'avait jamais abandonnée; il a déterminé avec rigueur le type des courbes propres à chaque entité fébrile; c'est là un utile labeur, commencé par la médecine française, poussé plus avant par la médecine allemande; c'est tout. Y a-t-il là les éléments d'une supériorité éclatante? Sur ces points même, ne sommes-nous pas des émules souvent heureux, et la thermométrie pyrétologique n'a-t-elle pas reçu en France d'utiles et originaux développements? Hier encore, au sujet des manifestations urémiques, n'a-t-elle pas fourni de précieux éléments de diagnostic?

L'étude des diathèses serait-elle plus favorable à

cette supériorité que nous cherchons sans la trouver ? Qu'a fait à ce point de vue la science allemande ? De nos jours, les inoculations expérimentales des produits diathésiques tendent à renouveler tous les problèmes propres aux maladies diathésiques. L'impulsion sur ce sujet vient-elle de France ou d'Allemagne ? Si la pathogénie de la tuberculose est remaniée de fond en comble, si des solutions nouvelles se préparent, ou si les solutions anciennes s'affermissent, est-ce aux travaux français ou aux médecins allemands que tout ce mouvement est dû ? Nous ne devons à la science germanique sur un tel sujet qu'une grave erreur, que quelques-uns parmi nous ont, un instant, acceptée de confiance, c'est la séparation fondamentale et pathogénique entre la matière caséeuse et la granulation grise. Tout en accordant pour la matière caséeuse un processus inflammatoire spécial, tel qu'on l'observe dans la pneumonie dite caséeuse, nous en arrivons heureusement à reconstituer l'unité de la tuberculose, compromise par des assertions contraires à toute bonne observation clinique. L'œuvre du grand Laënnec subsiste, malgré tous les sophismes d'outre-Rhin ; et si, sur certains points de doctrine, elle a besoin d'être révisée, c'est par les propres efforts, par les études indépendantes et respectueuses de l'École Française, que cette révision se fera.

L'étude des maladies virulentes, soit au point de vue clinique, soit au point de vue pathogénique et expérimental, doit-elle des accroissements notables à la science allemande ? Au point de vue clinique, nous nous bornerons à citer la syphilis et ses transformations successives qui la poussent du cadre des maladies virulentes dans celui des maladies diathésiques. Qui contestera que la syphiliographie ne soit une science toute française, et que lui a ajouté la médecine allemande? L'étude expérimentale et comparée des virus et des affections virulentes ne reçoit-elle pas, à cette heure, les plus lumineux développements, dans cette école de physiologie vétérinaire de Lyon que M. Chauveau dirige d'une main si sûre et si savante?

Serait-ce du côté de l'anatomie pathologique que se trouverait cette distance qui met l'Allemagne si en avant de nous? Certainement, ce grand pays a sa large part dans la transformation de l'anatomie pathologique, qui, de l'étude des lésions apparentes, toutes faites et massives, a passé à l'étude des lésions histologiques et en voie de formation. Cette part pèse-t-elle plus que la nôtre? qui le pourrait affirmer? Nous voyons se renouveler sous nos yeux toute l'anatomie pathologique des centres nerveux ; c'est là un travail considérable, et déjà fécond en résultats, en inductions pratiques et étiologiques. L'histoire de l'hémorragie cérébrale, celle de beaucoup d'affections chroniques, comprises sous le nom mal déterminé de névroses, reçoivent, de ces travaux, des lumières inattendues qui modifient à bien des égards les enseignements admis. Est-ce en Allemagne, ou est-ce en France, que cette œuvre laborieuse s'accomplit? Qui ne sait qu'ici, dans nos grands hospices de vieillards, toute une école de jeunes médecins bien conduits et animés du plus pur amour de la science, s'attache à ces études destinées à imprimer à la pathologie cérébrale, si difficile et si rebelle, des progrès qui dureront?

Dans notre milieu médical, la science ne nuit ni à l'art, ni à la clinique. Sauf ceux qui exclusivement s'adonnent à la pure physiologie, nos savants connaissent le chemin de l'hôpital, aussi bien ou mieux encore que celui du laboratoire. Aussi nos investigateurs en anatomie pathologique, ceux qui cherchent par l'expérimentation à déterminer les conditions pathogéniques des maladies, ne restent-ils pas étrangers à l'art d'interroger l'organisme malade, de définir avec la plus rigoureuse précision les lésions, les troubles fonctionnels, les caractères affectifs d'une maladie. Ils demeurent, quoique anatomo-pathologistes et expérimentateurs, observateurs et cliniciens. Les habitudes et les traditions de notre enseignement, les nécessités des concours successifs où s'engage le jeune médecin, le veulent ainsi. Celui-ci est forcé de connaître à fond l'ensemble et les détails de la science ; il ne peut se confiner et s'immobiliser dans l'étude étroite d'une question, d'un fait, d'une méthode d'exploration, d'une maladie. Est-ce là ce qu'on regrette, et au lieu de ces larges exigences qui valent au médecin français des vues étendues et scientifiques, nous proposerait-on ces coutumes de la science allemande, où l'on n'acquiert des connaissances de détail qu'en sacrifiant les connaissances d'ensemble, c'est-à-dire la science elle-même ? Si de tels conseils étaient écoutés et suivis, c'est alors que l'on devrait redouter la déchéance de la médecine française ; elle s'accomplirait fatalement.

Où donc rencontrer cette supériorité de la médecine allemande? Sincèrement, je ne la vois pas. Je ne veux pas dire par là que la science française dépasse sa rivale ; je n'aime ni à poser, ni à trancher de telles questions. Mais je confesse ne pouvoir assister de sang-froid à l'exaltation scientifique d'outre-Rhin, au dénigrement de la médecine française. Celle-ci, les Allemands le reconnaissent eux-mêmes, a dominé et instruit le monde ; nous avons été les initiateurs; que les initiés nous égalent aujourd'hui, j'y consens; mais qu'à notre tour nous ayons besoin d'accepter le rôle d'initiés, que nous soyons tombés si bas que nous nous trouvions réduits à suivre péniblement ceux que nous guidions naguère, je ne puis le reconnaître, malgré les sentiments d'humilité auxquels je sens bien que nous sommes pour longtemps condamnés. Il ne faut pas que, vaincus, nous subissions la fascination du vainqueur. Cela n'aboutirait qu'à nous faire descendre plus bas encore. Je ne demande pas que nous imitions les savants allemands dans leur exclusivisme calculé, et que nous nous abstenions de mentionner leurs travaux comme ils s'abstiennent de citer les nôtres. Non, rendons justice à ce que ces savants, dont le génie est surtout la méthode et la patience, produisent de bon et d'utile à quelque degré que ce soit; mais ne nous rendons pas esclaves de toutes les opinions qui émergent de ces têtes, alors qu'elles veulent passer des faits à la théorie. Rarement celle-ci vaut; l'idée théorique n'a, chez eux, qu'un faux air de positivisme; elle est illusoire le plus souvent, tout assujettie à un mécanicisme fictif, bien éloignée du caractère de fécondation et de génération qui est le propre des activités vivantes.

J'en prendrai pour exemple le sujet même de cet ouvrage. Quelle conclusion moins justifiée, plus dominée par l'esprit de système, que celle qui, d'une injection de pus dans les veines d'un animal, prétend aller directement à la pathogénie de la fièvre traumatique et de l'infection purulente? Pour ces expérimentateurs dédaigneux de la clinique, la pathologie générale du blessé, les conditions nouvelles que le traumatisme imprime à l'économie vivante, sont des mots vides de sens. Je n'insiste pas; j'en appelle à tout ce travail.

Que la médecine française n'abdique donc ni ses croyances, ni son génie; ce n'est pas en passant au germanisme qu'elle se relèvera. Qu'elle redoute ces théories importées, bâties à la hâte sur des faits expérimentaux arbitrairement interprétés ; qu'elle résiste à ces opinions téméraires que l'entraînement du moment suscite, que l'affirmation impose, aussi promptement démodées que rapidement acceptées et propagées ; qu'elle persiste dans ces traditions qui mettent au premier rang l'observation clinique et tout ce qui lui est afférent, étude des symptômes et étude des lésions ; qu'elle s'attache avec fermeté à ces notions synthétiques qui fournissent des liens animés à la multitude des faits pathologiques ; que, sans abandonner aucune des ressources de l'analyse, elle conserve l'appui des vérités premières de la science de l'homme ; dans cette voie, la médecine française ne dégénérera pas ; elle maintiendra la plus haute expression de la science et de l'art.

II. — DE LA FIÈVRE TRAUMATIQUE.

Messieurs, la discussion ouverte devant l'Académie porte sur trois points : la fièvre traumatique, l'infection purulente, les rapports qui lient entre eux ces deux états morbides.

Cette étendue donnée à la question annonce une large et vivante appréciation des choses. Les accidents généraux qui se déclarent chez les blessés ne sauraient être sans lien commun. On peut différer sur la nature de ces liens ; mais on sent qu'ils existent, alors même qu'ils seraient uniquement dus à l'identité du terrain sur lequel se développent les accidents consécutifs des plaies. C'est le même blessé qui supporte et surmonte la fièvre traumatique, qui succombe ensuite à l'infection purulente ; c'est en ce blessé que l'une et l'autre manifestation morbide trouvent leur raison d'être ; il n'est pas possible qu'il ne fournisse à ces raisons d'être des éléments communs, et qu'il ne soit pas entre elles un trait d'union profond et indissoluble. C'est donc une vue juste que celle qui recherche des rapprochements légitimes et des relations inévitables; les établir marque un grand progrès. Mais pour que le progrès soit réel, il faut que les relations établies reposent sur des faits bien observés et bien interprétés, sinon les rapports imaginés ne sont qu'une occasion nouvelle d'erreur.

Or, messieurs, j'ose à peine le dire à cette tribune et dans cette discussion où M. Verneuil (1) a déployé tant de ressources et développé de si séduisantes théories, je ne partage sur aucun point les idées émises et si brillamment défendues par mon savant collègue. Je ne puis accepter ni la pathogénie qu'il nous propose de la fièvre traumatique, ni celle de l'infection purulente, ni l'identité de nature qu'il en déduit entre ces deux grandes manifestations morbides. Les plus profonds dissentiments nous séparent sur tous ces points. Quels que soient mon isolement et ma faiblesse, je ne puis me refuser à montrer ces dissentiments, et à tenter une double entreprise : celle d'abord de réfuter des idées pathogéniques que je crois erronées, celle ensuite de leur opposer des notions qui, suivant moi, répondent mieux à la réalité des faits.

Je m'attacherai d'abord à l'étude de la fièvre traumatique; ce sera l'objet de ce discours. Puis j'arriverai à l'infection purulente et à ses rapports avec la fièvre traumatique; j'en demande bien pardon

(1) Verneuil, *Bulletin de l'Académie de médecine*, Paris, 1871. Tome XXXVI, p. 227 et suiv.

à l'Académie, ce sera là l'objet d'un second discours; car je n'ai pu réussir à condenser les développements nécessaires de mes idées de façon à n'occuper que l'une des séances de l'Académie. Je n'ignore pas la force du courant d'opinion contre lequel je vais lutter; je ne me dissimule aucune des difficultés qui m'attendent; je les aborderai simplement et sincèrement. Je demande à mon honorable collègue, M. Verneuil, la pleine liberté dont j'ai besoin. Je ne sais obéir qu'à une seule inspiration, celle qui pousse à la recherche de la vérité; cette vérité, il l'aime autant que moi; en marchant vers elle comme vers le plus noble but, la contradiction perd tous ses effets personnels; elle ne peut plus blesser; elle ne fait que témoigner d'un désir commun, d'une aspiration également ressentie. Rassuré par ces sentiments, j'entre immédiatement en matière.

Jusqu'ici, messieurs, la fièvre traumatique, dans sa forme ordinaire, avait semblé un fait de réaction commune, largement motivée par le traumatisme, par l'impression produite sur l'économie subitement frappée, et par l'éveil de toute une succession d'actes destinés à la réparation organique des tissus lésés. Nous verrons plus tard comment la fièvre traumatique peut naître et sortir de cette double source d'émotions fébriles; nous chercherons à creuser ces origines, accusées peut-être d'une façon trop sommaire; pour le moment, nous nous bornons à constater que le bon sens médical n'avait pas émis de doute sur le caractère purement réactionnel de la fièvre traumatique commune; c'était un fait accepté d'un consensus presque unanime. La chirurgie française, en particulier, demeurait fidèlement attachée à ces vues simples et droites; aussi délaissait-elle un peu l'étude de ces faits élémentaires de la chirurgie médicale. Son attention se concentrait trop exclusivement sur les accidents fébriles graves, l'infection putride et l'infection purulente, dont elle discutait les conditions étiologiques, dont elle essayait de déterminer le mécanisme pathologique.

Les travaux de l'école allemande sont venus bouleverser toutes les notions reçues; la fièvre traumatique, loin de garder le caractère commun et presque physiologique qui lui avait été accordé jusqu'alors, a pris tout d'un coup le caractère opposé, celui d'une fièvre septique, dû à un empoisonnement. Le poison est physiologiquement, nécessairement fourni par la plaie elle-même; tout suc organique, épanché à la surface des tissus divisés, menace directement la vie de l'organisme qui l'émet : lymphe plastique, sérosité purulente, pus normal ou altéré, exfoliation moléculaire des tissus divisés, tout cela a été déclaré pareillement vénéneux ou même virulent. Dans ses derniers discours, M. Verneuil réserve le pus parfaitement pur, qu'il affirme être inoffensif. Or, ce pus parfaitement pur devient si aisément impur, que le premier reste presque à l'état de mythe. Rien ne les distingue l'un de l'autre, et ce sont les besoins de la cause qui en décident. Le pus, en effet, est estimé pur ou impur, non d'après son aspect, ses qualités physiques ou chimiques, mais suivant les effets qu'il produit ou qu'on le suppose produire. On prétend s'appuyer, pour légitimer cette caractéristique, sur ce que le pus d'une pustule variolique est physiquement et chimiquement semblable au pus non spécifique et pur. Cela est vrai; mais nous n'avons besoin d'aucun secours extérieur, et nous n'avons pas à attendre les effets produits par son approche pour savoir que le pus d'une pustule variolique est virulent. Nous le savons par cela seul que nous le recueillons sur un varioleux, et nous reconnaissons toujours un varioleux. Mais le pus pur ou impur dont vous parlez, non-seulement vous ne pouvez le discerner en soi, vous ne pouvez pas même le discerner d'après son origine; car vous ne sauriez dire de tel ou tel malade : il fournira du pus pur ou impur. En le caractérisant donc d'après ses seuls effets, on commet le cercle vicieux le plus absolu; car on déclare que tels effets morbides sont dus au pus parce qu'il est impur, et que le pus est impur parce qu'il engendre tels effets morbides (1). Quoi

(1) Ces distinctions entre la nocuité du pus impur et l'innocuité du pus parfaitement pur, admises par M. Verneuil pour accommoder les théories septicémiques à la variabilité des faits, disparaissent devant les expérimentations récentes et si bien conduites de M. Chauveau. Cet éminent physiologiste a montré que le pus parfaitement pur, même dilué dans plusieurs fois son

qu'il en soit, la fièvre traumatique résulte, suivant M. Verneuil, de l'absorption d'un poison traumatique, impossible jusqu'à présent à isoler et auquel, avec les néologistes d'outre-Rhin, il donne aujourd'hui le nom de *sepsine*. Peu ou beaucoup de ce poison absorbé rend la fièvre ou légère ou grave ; la fièvre tombe lorsque le poison est éliminé. Les blessés fébricitants sont tous des empoisonnés ; voilà, en quelques mots, l'idée nouvelle destinée à remplacer les croyances consenties jusqu'à ce jour, lesquelles ne restent plus que comme le souvenir d'une longue ignorance, finie d'hier, et dans laquelle sommeillerait encore la chirurgie française si le génie allemand ne l'avait réveillée.

Je ne conteste pas le succès obtenu par ces idées au milieu de nous. M. Verneuil et quelques-uns de ses savants collègues y ont sans doute contribué par l'autorité et l'éclat de leur enseignement ; ils ont entraîné nombre d'élèves convaincus. Toutefois, la fortune de ces idées était écrite d'avance et devait s'accomplir quand même ; elles nous venaient d'Allemagne, elles étaient la négation de tous les vieux enseignements, elles avaient leur appui sur des faits expérimentaux ; toutes ces conditions assurent depuis longtemps une facile

volume d'eau, demeure pus phlogogène, apte à produire des effets pyogéniques. Dilué et injecté à très-faible dose dans le tissu cellulaire sous-cutané d'un cheval, il détermine sur place un phlegmon. Ce pus pur n'est donc pas inoffensif, il s'en faut. (Chauveau, *Physiologie générale des virus*. (*Revue scientifique*, 20 juillet 1872.)

popularité aux travaux qui les réunissent. En face d'elles, tout esprit critique semble s'évanouir, toute contradiction motivée demeure sans écho, on renvoie sans gêne à l'avenir l'éclaircissement des faits contradictoires; on épouse ainsi d'entraînement les conceptions nouvelles, sauf à les répudier plus tard, quand elles sont usées, et que le désenchantement succède à un engouement souvent peu digne de l'esprit scientifique. La théorie septicémique de la fièvre traumatique, une des dernières importées, en est encore à sa période de faveur et d'éclat dans nos écoles; je crois même que cette période sera longue, et que ces théories septicémiques prendront racine sur notre sol, grâce aux efforts persévérants des maîtres qui les ont implantées et qui les soutiendront longtemps. Je me confie néanmoins aux ressorts cachés, aux forces latentes de la vérité; son jour viendra quand même.

Sur quelles démonstrations l'école allemande a-t-elle fondé la pathogénie septicémique de la fièvre traumatique? Je tiens à le constater dès le début, ce n'est pas sur l'observation clinique, ni sur les enseignements directement fournis par cette observation. Ce fait vaut la peine d'être noté, quand on réfléchit à la portée de l'observation médicale et à sa puissance de discernement en ce qui concerne les affections fébriles, soit communes, soit septicémiques. Remarquons-le donc, par un consensus unanime, la fièvre traumatique a été considérée jusqu'ici comme une fièvre de réaction commune, et nullement comme une fièvre septicémique. Or, ce double caractère des fièvres est de ceux que l'observation médicale sent et perçoit avec une sûreté presque infaillible. Il n'y a pas une maladie septicémique, infectieuse, inoculable, contagieuse à un degré quelconque, qui n'ait été perçue comme telle par l'observation, et cela dès les premières descriptions de la maladie. Ce caractère a pu être contesté ensuite, surtout par l'esprit de système, dont l'intervention a fait tant de mal en médecine; mais, par-dessus toutes les contestations particulières, le caractère septicémique ou infectieux a invinciblement reparu, s'affirmant d'âge en âge, et s'incorporant ainsi dans la tradition médicale. Et si, parfois, dans son long travail, l'observation médicale pure a péché, ce n'est pas en méconnaissant le caractère septicémique alors qu'il existait; c'est en le cherchant ou en l'affirmant parfois là où il n'existait pas; c'est en déclarant infectieuses des maladies qui ne l'étaient pas et qui rentraient, soit dans l'ordre des affections diathésiques, soit dans celui des affections communes; mais je ne sais pas d'exemple d'une maladie, — et surtout d'une fièvre, — déclarée d'ordre commun par l'unanimité médicale et traditionnelle, et qui ait été reconnue ensuite pour légitimement septicémique et infectieuse.

La fièvre traumatique serait la première exception à cette règle, et cette exception serait d'autant plus extraordinaire que cette fièvre devrait sa nature septicémique à la plus abondante sécrétion de poison que l'on puisse imaginer, et à l'entrée directe de ce poison dans les voies de la circulation lymphatique ou sanguine. Il n'y aurait plus ici de ces miasmes insaisissables, de ces pénétrations mystérieuses et cachées, qui peuvent se dérober à la plus attentive observation ; il y aurait des phénomènes matériels presque grossiers, et une action tellement directe, un empoisonnement tellement prochain, un poison tellement actif, qu'il est difficile de comprendre et comment ils ont pu échapper à des observateurs dont les yeux n'étaient pas fermés, et comment la fièvre septicémique qu'ils produisent a pu revêtir des caractères si incertains, qu'elle ait été prise, jusqu'à ce que les Allemands aient parlé, pour une fièvre de réaction commune. Tout cela est bien singulier pour qui connaît l'évolution historique de la médecine, et je ne pouvais m'empêcher de le signaler au début de cette discussion.

Les travaux de l'école allemande sur la fièvre traumatique sont de deux ordres : les premiers, auxquels j'applaudis entièrement, se rapportent à l'observation clinique, poursuivie à l'aide de méthodes exactes, depuis longtemps en honneur parmi nous, et dont l'emploi portera toujours des fruits heureux, lorsqu'on ne leur demandera que ce qu'elles peuvent donner, un degré plus élevé de certitude et de précision, et qu'on ne prétendra pas, à leur aide, étouffer toutes les autres parties vivantes de l'observation : je veux parler des études thermométriques appliquées à la fièvre traumatique. Je ne dirai rien de ces travaux, quelque estime qu'ils méritent, parce que, quoi qu'on en dise, ils demeurent étrangers aux problèmes que nous agitons. Ce n'est pas sous leur inspiration que l'école allemande a conçu l'idée septicémique de la fièvre traumatique, loin de là ; ces études thermométriques s'appliquent aussi bien, sinon mieux, la théorie commune de la fièvre traumatique et aux complications communes qui peuvent survenir dans le cours de cette fièvre. Mais il est un autre ordre de faits sur lequel les Allemands ont hardiment fondé leur révolution de la pathologie traumatique: ce sont des faits expérimentaux. A l'aide d'injections, opérées sous la peau ou dans les veines du chien, des divers liquides sécrétés par une plaie récente ou ancienne, lymphe plastique, sérosité purulente, pus frais ou altéré, sanie fétide de plaies en mauvais état, les chirurgiens allemands ont constaté un mouvement fébrile et des inflammations locales chez l'animal ; le mouvement fébrile et l'inflammation locale sont d'ailleurs indépendants l'un de l'autre. Généralisant aussitôt le caractère de ces substances injectées, les expérimentateurs allemands les ont appelées substances pyrogènes et phlogogènes, ou pyrogones et phlogogones ; si les injections de ces substances sont répétées, les symptômes s'aggravent chaque fois, et enfin surviennent des infarctus hémorragiques, des hypérémies diverses, l'empoisonnement définitif et la mort. Weber, en outre, pour bien montrer l'état septicémique du sang de l'animal atteint de fièvre, injecte dans les veines d'un autre animal une certaine quantité du sang de l'animal fébricitant, et le chien, qui supporte cette injection de sang fébrile, contracte à son tour la fièvre.

De cette suite d'expérimentations peut-on conclure directement à la nature septicémique de la fièvre traumatique? Peut-on assimiler l'état d'un blessé qui sécrète, par sa plaie, de la lymphe et du pus, et qui prépare ainsi cette admirable réparation organique, œuvre salutaire de la force conservatrice, et l'état d'un animal que l'on infecte violemment en forçant brutalement les portes d'entrée des voies circulatoires pour les ouvrir directement à des liquides altérés, infectieux, ou tout au moins anormaux, empruntés à un autre organisme? Pour qu'une comparaison aussi inattendue fût possible, il faudrait ne pas se borner complaisamment à quelques-unes de ces similitudes isolées, à des rapprochements partiels, que l'on trouve toujours, lorsque l'on s'y prête, surtout quand il s'agit de part et d'autre de manifestations aiguës, à marche régulière, de mouvements fébriles qui n'offrent rien d'insolite dans leurs caractères propres, dans leur évolution, dans leur apparition, comme dans leur décours. Certaines analogies dans les courbes thermométriques entre la fièvre traumatique des blessés et la fièvre septicémique des chiens injectés, demeurent à coup sûr impuissantes à démontrer la nature commune de ces deux fièvres; d'autant plus que ces courbes n'ont en elles rien de caractéristique et qu'on trouve leur analogue dans d'autres états fébriles des plus simples et des plus ordinaires, tels que la fièvre éphémère, la synoque imputride, par exemple. Il faudrait, pour tirer de ces courbes un argument de quelque valeur, non-seulement qu'elles fussent parfaitement identiques, mais encore que l'ensemble des autres symptômes concordât réellement, que toutes les conditions et toutes les circonstances de l'étiologie apportassent leur appui à la déduction expérimentale; il faudrait qu'aucun des faits cliniques révélés par l'observation médicale ne vînt heurter de front cette opinion nouvelle imaginée dans les laboratoires; il faudrait surtout que nombre d'observations cliniques ne fussent pas la négation directe et invincible de ces témérités d'opinion; à ce prix seulement on pourrait dédaigneusement rejeter les enseignements traditionnels, et, à la place d'une erreur du passé, inscrire une vérité de plus dans les fastes de la science.

A-t-on apporté cette sage et philosophique réserve à l'accomplissement de l'œuvre actuelle, si prônée par ceux qui la défendent? Loin de là; je n'en connais pas, qu'il me soit permis de le dire, qui soit étayée sur des fondements moins solides, et plus aventureuse en ses affirmations.

Et d'abord les fièvres septicémiques et infectieuses ont des caractères propres qui les séparent des fièvres communes, et qui permettent de les juger directement, de les discerner par la seule observation clinique. Il en est ainsi surtout dans ces fièvres septicémiques, où les effets pathologiques du poison demeurent tout intérieurs et généraux, et ne se traduisent pas par quelques poussées éruptives, lesquelles parfois allégent du coup l'économie, et emportent avec elles tous les symptômes infectieux de la maladie. La fièvre, dans ces premiers cas, reste septicémique du début à la fin, et le poison absorbé frappe de son empreinte toute l'évolution morbide. La fièvre traumatique offre-t-elle l'ensemble des traits septicémiques généraux? L'observateur, en face de cette fièvre, sera-t-il conduit à dire : c'est là une fièvre septicémique? Nous savons le contraire, nous le signalions au début de cette étude. La fièvre traumatique commune ne présente aucun des caractères de la vraie septicémie : ni les troubles nerveux, ni les troubles digestifs, ni les symptômes humoraux, ni la durée; point de stupeur, point de manifestations ataxiques à aucun degré, rien qui trahisse ces engagements profonds de la vitalité, ces altérations humorales d'une économie où les poisons putrides ont pénétré; les fonctions digestives sont à peine abattues, et renaissent d'elles-mêmes; ni fuliginosités, ni taches exanthématiques; la fièvre traumatique, dans sa forme ordinaire, et c'est la seule que nous ayons à discuter ici, a tous les caractères du simple accident fébrile ; c'est une manifestation à fleur de peau, si j'ose m'exprimer ainsi, toute en surface, toute d'excitation passagère. Aussi, si l'on veut lui trouver un analogue, il faut en venir à la plus superficielle, à la plus accidentelle des fièvres, à la fièvre éphémère, à la synoque simple. Entre les deux tout est comparable : symptômes, marche, terminaison ; et quelle fièvre est plus éloignée que l'éphémère, de l'allure et de la nature septicémiques ? Quant aux formes graves et prolongées de la fièvre traumatique, nous verrons plus tard comment elles se rattachent à la forme bénigne et commune, et comment la pathogénie de celle-ci conduit à la pathogénie des autres. Le simple et le commun fournissent ici, comme en toute chose, le vrai point de départ. Or, cette contradiction qui nous apparaît entre les caractères spéciaux de la septicémie et les caractères propres de la fièvre traumatique sera toujours, pour le pathologiste, un indice pressant et comme une invitation irrésistible à séparer ces deux sortes d'affections. Une maladie non septique, en effet, peut parfois présenter quelques signes douteux, quelques symptômes vagues de septicémie; l'évolution ultérieure de la maladie dissipe les doutes conçus au début. Mais une maladie septique qui, d'une façon générale, ne présente aucun des caractères propres à cette classe d'affections, qui, des prodromes au déclin, conserve une physionomie commune, c'est là un fait antimédical, contraire à tout enseignement de pathologie générale.

Allons plus avant maintenant, et voyons si cette impression première sera fortifiée ou combattue par l'étude analytique de la fièvre traumatique, par l'étude surtout des conditions étiologiques sous lesquelles elle naît et se développe chez les blessés. Un fait nous frappe d'abord, et son importance est telle qu'à lui seul il suffirait à juger la question pour un esprit non prévenu : la fièvre traumatique n'est pas constante ; elle manque dans un grand nombre de cas ; et, ici, je n'entends pas parler des cas où la fièvre traumatique est tellement légère et fugace qu'elle peut passer inaperçue ; non, j'entends parler de cas où elle manque absolument, comme Billroth lui-même en cite de nombreux exemples. Mais ces faits, peut-être, trouvent-ils une explication légitime dans cette circonstance, à savoir : que les cas où la fièvre traumatique fait défaut sont de ceux où la lésion est très-limitée, sans profondeur ni étendue, occupant des régions peu vasculaires ; on comprendrait ainsi que la production du poison fût minime, et son absorption ralentie et amoindrie. Cette supposition n'est point confirmée par la réalité des choses. Rien de pareil ne règle la présence ou l'absence de la fièvre traumatique. Cette fièvre peut manquer à la suite des plus graves opérations, ou de lésions redoutables, et Billroth cite de tels faits; ou être très-évidente, et même vive, à la suite des plus légères opérations, des plus insignifiantes lésions.

S'il était des chiens sous la peau ou dans les veines desquels on pût injecter des matières septicémiques, sans que parût la fièvre qui succède ordinairement à de telles injections, je comprendrais que l'absence de la fièvre traumatique parût indifférente à la théorie septicémique, et que l'on ne s'arrêtât pas à ces faits, quoiqu'ils demeurassent inexpliqués. Mais l'exception n'existe pas chez les chiens ; tous ceux que l'on injecte souffrent les conséquences prévues de l'injection. Pourquoi, si la fièvre traumatique est réellement due à une sécrétion, puis à une absorption de poison, pourquoi est-il des blessés, et de gravement blessés, qui passent à travers ces flots de poison, sans qu'aucun souffle s'en exhale qui les atteigne ? Quoi ! voilà une large plaie, inondée du plus délétère venin, voilà mille portes ouvertes à l'absorption, car cette plaie siége à la face, ou intéresse les os les plus considérables du squelette, comme dans cette cuisse amputée, et la fièvre traumatique manque ! Et à l'opposé, voici une plaie sans importance, presque linéaire, bien affrontée ; l'exhalation du poison est minime, salit à peine les pièces du pansement, les voies d'absorption sont rares, à peine ouvertes, ou oblitérées sous les tissus voisins, non intéressés par une lésion sans profondeur ; et cependant, ici, alors que tout semble éloigner la genèse de la fièvre traumatique, cette fièvre apparaît vive, souvent prolongée ; et parfois même surviendra l'infection purulente, c'est-à-dire, selon vous, l'expression suprême de l'empoisonnement traumatique, la fièvre traumatique provoquée par de larges et successives entrées de poison. Et vous voulez, en face de pareils faits, m'imposer cette croyance que la fièvre traumatique est due à une infection septicémique par les sécrétions qui se font à la surface des plaies ! Vous passez outre à cette opposition des choses que la nature dresse elle-même contre vous, sur cette unique raison que, injectés chez les chiens, les liquides des plaies provoquent un mouvement fébrile ! Mais, pour donner une apparence de valeur à des conclusions aussi précipitées, il faudrait au moins qu'il fût démontré que ces liquides qui exsudent sur la surface des plaies, et qui sont à tel point vénéneux, sont normalement résorbés, introduits dans le torrent circulatoire, et y produisent leurs effets pyrogénétiques, comme chez les chiens qui ont subi l'injection. Mais cette démonstration, on ne la donne pas ; on avoue même que cette prétendue absorption des liquides des plaies est entièrement hypothétique ; on la présume, sans en fournir aucune preuve directe.

Préoccupé de cette situation et de ce qu'elle a de périlleux pour la doctrine nouvelle, on apporte, sans doute, quelques raisons, bonnes ou mauvaises, pour expliquer comment il se fait que la fièvre traumatique vient à manquer alors que tout semble l'appeler, et pourquoi elle se développe intense, alors que tout semble l'annoncer bénigne et amoindrie. Eh bien, non! on se tait sur tous ces points ; on confesse qu'il y a quelques obscurités qui seront sans doute dissipées plus tard; et l'on se croit dégagé vis-à-vis des difficultés du présent, en invoquant l'avenir. L'avenir ne répondra pas ; il n'y a, en effet, aucune raison tant soit peu plausible à alléguer pour tourner de tels faits vers une théorie qu'ils repoussent de partout. Toutes les conditions de terrain organique et de milieu que l'on voudrait appeler à l'aide, n'y feront rien; des faits, d'incontestables faits, se chargeront de réfuter de fragiles interprétations. Ici ce sera l'organisme le meilleur, le plus solide dans toutes ses fonctions, qui subira une atteinte profonde, avec une plaie réduite aux plus faibles proportions; il ira sans résistance jusqu'à la pyohémie; là ce sera un terrain appauvri, un organisme miné et débile qui supportera allègrement et, presque sans en souffrir, une grande opération, une amputation de membre, ou un accident traumatique grave; le poison traumatique manque son effet. Ailleurs, ce sera dans les conditions de milieu les plus favorables que surgira la fièvre traumatique la plus intense; et, par contre, dans les taudis les plus infects, avec les plaies les plus mal soignées, exhalant une odeur fétide, on n'observera aucun accident général; la fièvre traumatique avortera. S'il en est souvent ainsi, si tout ce qui précède est exact, sur quoi donc se fonde-t-on pour affirmer la réalité d'une hypothèse que rien ne prouve, que l'observation dément; sur quoi s'appuie-t-on pour déclarer identiques des manifestations morbides survenues chez l'animal et chez l'homme, alors que l'animal et que l'homme ne sont nullement placés dans des conditions comparables? Que l'esprit de système réponde; pour moi, je l'ignore.

Mais, nous dira-t-on, pouvez-vous nier le pouvoir absorbant des plaies? Contesterez-vous la valeur des expérimentations nombreuses qui le prouvent? Prenez garde; cet argument va se retourner contre vous. Non, je ne conteste pas le pouvoir absorbant des plaies, et j'y croyais longtemps avant que l'expérimentation sur les animaux ou que l'analyse chimique vînt le démontrer. Je me rappelle un jeune malade, atteint de péritonite tuberculeuse, auquel je donnais des soins, il y a plus de vingt ans. J'établis trois cautères entre l'ombilic et l'épigastre; puis, lorsque les escarres furent tombées, pour calmer des vomissements, la douleur et la tension extrême du ventre et amener du sommeil, je saupoudrai chaque jour la surface de l'un des cautères avec du sel de morphine. Les résultats furent singulièrement favorables; et quand parfois je voulais suspendre cette application du remède, les douleurs, l'agitation de la nuit reparaissaient; la physionomie altérée du malade m'en avertissait le lendemain. Or, il n'est pas de surface de plaie mieux organisée, plus solidement recouverte que celle d'un cautère; je crois donc à l'absorption par les plaies; j'ajouterai que je crois à l'absorption par la surface de toutes les muqueuses, et ceci n'est pas sans rapport physiologique et pathologique avec la question que nous agitons. Mais ce pouvoir absorbant des plaies n'a rien de capricieux; il n'est pas présent ou absent, sans qu'on sache pourquoi, comme celui que l'on invoque pour attribuer une origine septicémique à la fièvre traumatique. Toutes les fois que je mettais de la morphine sur les cautères, j'obtenais chez mon malade les effets voulus; chaque fois que l'on porte à la surface d'une plaie une solution d'iodure de potassium, on constate la présence de l'iode dans les urines. Les plaies absorbent en tout temps, en tout lieu, sur tous les blessés; il n'est pas de variations inattendues en ce genre; il n'est pas de poison qui, mis à la surface d'une plaie, tantôt ne produise aucun effet, et tantôt produise des effets foudroyants, car les nouveaux théoriciens admettent des septicémies foudroyantes. Non, ces inconcevables bizarreries n'existent pas ailleurs sans doute que dans l'imagination de ceux qui les admettent; la nature ne se contredit pas; méthodiquement interrogée, elle fournit une réponse comparable dans les cas comparables. Lorque la réponse diffère, et surtout lorsque l'une est la négation de l'autre, tenons-nous pour avertis, et ne persistons pas dans des hypothèses dont la confirmation exigerait une identité de réponse qui fuit à mesure qu'on la poursuit(1).

Nous n'avons pas épuisé les faits contraires aux théories septicémiques; à côté des cas où la fièvre traumatique manque, il y a ceux où elle est très-faible, alors que la blessure ou que l'opération sont graves. Je prends pour exemple une observation de Weber : un malade faible, amputé de la cuisse pour une arthrite chronique ; la guérison a été lente ; une portion de l'os scié s'est exfoliée ; la fièvre traumatique a été très-modérée ; le maximum de la température a été noté au second jour,

(1) Lorsque j'insiste sur le pouvoir absorbant des plaies, et lorsque je soutiens que les plaies doivent absorber en tout temps, en tout lieu, chez tous les blessés, il est bien évident que je me place au point de vue des exigences qui ressortent des théories septicémiques. D'après celles-ci, la fièvre traumatique est due à une absorption toxique par les plaies : pourquoi cette absorption tantôt aurait-elle lieu, et tantôt ferait-elle défaut, le poison, d'ailleurs, étant toujours présent et offert à son activité? Mais si la croyance à l'absorption constante à la surface des plaies est dans la logique forcée de ceux qui professent les théories septicémiques, il n'ensuit pas qu'elle s'impose à ceux qui repoussent ces théories. Je crois, comme je le dis, qu'un poison, qu'un sel soluble déposé à la surface d'une plaie, sont toujours absorbés ; mais je n'en conclus pas que les liquides sécrétés à la surface d'une plaie doivent être nécessairement absorbés. Je déclare, au contraire, quelques pages plus haut, que rien ne démontre cette absorption. Je réitère cette déclaration dans ma réponse à M. Gosselin ; et, plus tard, je fournirai des preuves physiologiques et expérimentales de cette non-absorption. Je montrerai qu'il n'y a nulle contradiction à admettre le pouvoir absorbant des plaies pour les liquides inorganiques ou altérés mis en contact avec elles, et à le refuser pour les liquides organiques que le travail normal de la suppuration amène incessamment à la surface suppurante. La physiologie et l'expérimentation me fourniront à cet égard des preuves irrécusables.

et n'a pas dépassé 39°, 4. Au septième jour, toute fièvre était tombée. Eh bien ! l'absorption du poison s'est opérée daus ce cas, puisque la fièvre traumatique s'est développée ; pourquoi celle-ci a-t-elle été si faible, alors que, dans la logique des choses, elle eût dû s'élever à la plus haute intensité ? La surface de la plaie absorbante était vaste et demeurait ouverte, les sources du poison abondantes, le malade débilité, destiné par cela même à moins résister à un empoisonnement, car il en est ainsi pour tous les autres poisons ; cette situation se prolonge, et cependant la fièvre traumatique est des plus réduites, elle se juge promptement et ne récidive pas ; et tel autre malade contractera une fièvre traumatique violente, et succombera à la pyohémie, quoiqu'il fût dans des conditions opposées aux précédentes, c'est-à-dire avec une plaie légère et un organisme vigoureux. Que signifient ces contradictions manifestes ? Quoi, jamais une légitime proportion entre les causes et les effets ? Les causes sont puissantes et les effets presque nuls, et l'inverse est pareillement vrai? Mais c'est là de l'imbroglio pathologique au premier chef ; et l'on veut nous le donner pour un progrès de la science !

On pourrait poursuivre longtemps encore la recherche de ces incompatibilités entre la théorie septicémique et les faits cliniques ; on pourrait se demander pourquoi la fièvre traumatique, loin de présenter la régularité d'apparition qu'offre la fièvre chez les chiens rendus septicémiques par injection, se montre, au contraire, avec des irrégularités que rien n'explique. Chez les chiens, la fièvre naît peu d'heures après l'injection; elle atteint son maximum, déterminé par la plus haute élévation de température, entre vingt-deux et vingt-huit heures. Chez l'homme blessé, la fièvre traumatique naît quelquefois immédiatement après l'opération, débutant par un frisson, quoiqu'il soit alors bien difficile d'admettre que les humeurs épanchées à la surface des tissus divisés, et qui sont encore, à vrai dire, les humeurs normales de l'organisme, soient un poison bien énergique. Et cependant ce début est brusque, s'accompagne d'un frisson parfois violent, ce qui est l'indice de la plus énergique toxémie. Le plus souvent la fièvre traumatique se fait attendre; mais, encore ici, les phénomènes sont variables, quoique les causes invoquées ne le soient pas. Si, dans la grande majorité des cas, la fièvre se déclare dans les deux premiers jours, ce qui laisse déjà une latitude assez grande aux variations, dans un certain nombre de cas elle n'apparaît qu'au troisième et même qu'au quatrième jour; et ici, pas plus qu'ailleurs, rien ne fournit la raison de ces variations, ni les conditions organiques du sujet, ni les circonstances du milieu. Et cependant, voit-on des poisons absorbés ne produire leurs effets qu'après deux, trois ou quatre jours? Dira-t-on que la plaie disposée à absorber à tel jour ne l'était pas à tel autre jour? Cette disposition changeante, qui la prouve?

Encore une hypothèse dont il faut se charger à nouveau : le poids total me paraît bien lourd.

On peut multiplier les interrogations : Pourquoi la fièvre traumatique tombe-t-elle après deux, trois, quatre ou cinq jours? La plaie est toujours là, baignée de liquides septiques; son aspect demeure le même; mais, par aventure, elle a perdu son pouvoir absorbant; les poisons n'ont plus prise sur elle. Tout d'un coup un mouvement fébrile se rallume; une fièvre traumatique secondaire reparaît. En même temps, du côté de la plaie ou dans son voisinage, surviennent des complications : inflammations locales, phlegmons limités, abcès, angéioleucites. Vous croyez, chirurgien français attardé, que cette fièvre secondaire est symptomatique de ces inflammations locales, qu'elle les annonce peut-être comme manifestation générale antérieure, ou qu'elle les accompagne ou les suit immédiatement comme réaction générale sollicitée par les troubles locaux intercurrents, quelle que soit la cause de ceux-ci : détrompez-vous. L'école allemande propose d'autres enseignements et l'on vous sollicite à les suivre : Cette fièvre traumatique secondaire est encore une septicémie secondaire; les portes ouvertes au poison par la plaie primitive subsistante étaient insuffisantes ou fermées; les inflammations nouvelles qui surviennent, fusées purulentes, abcès voisins, constituent une officine supplémentaire de poison, et fournissent à celui-ci de nouvelles voies d'entrée; et aussitôt une fièvre septicémique secondaire s'établit. Elle tombe quand les désordres locaux faiblissent et se réparent; mais c'est que, alors, la fourniture du poison faiblit aussi; il n'y a pas à rechercher d'autres relations entre la cessation de la fièvre et la diminution des complications secondaires du traumatisme; car, si d'autres relations pouvaient exister, on serait conduit peut-être à en accepter d'analogues entre la fièvre traumatique proprement dite et le traumatisme primitif; et, dès lors, que deviendrait la théorie des novateurs de l'Allemagne?

Il faut donc faire de la septicémie à outrance; il faut que ce soit l'*ultima ratio* de la chirurgie malheureuse; il n'y aura plus d'accidents généraux, plus de mort prompte ou lente, auxquels on ne réponde par ce mot fatal : septicémie. A l'abri de ce mot s'opèrent les plus disparates rapprochements, les plus étranges confusions; la pathologie chirurgicale, pour une large part, semble un chapitre détourné de la toxicologie; un poison unique, le poison septicémique des plaies, produit les accidents les plus divers, les plus contradictoires, les retours les plus singuliers, ici rencontre les tolérances les plus inattendues, là devient foudroyant, ailleurs désorganise peu à peu, détruit par parties, épuise avant de tuer. Tout cela demeure bien différent du tableau régulier que nous offrent les vrais empoisonnements, bien différent aussi des effets nosologiques des virus, qui se montrent avec une si flagrante unité, et qui, loin d'engendrer la confusion au sein de la pathologie, y ont apporté les distinctions les plus tranchées, les plus irrévocables. Je ne voudrais pas, messieurs, que ce tableau pût être taxé d'exagération ; je le crois plutôt au-dessous de la réalité que la grossissant dans son expression. Je voudrais, pour le justifier, pouvoir parcourir avec vous quelques-uns des travaux cliniques récents, directement inspirés par la théorie allemande. Je serais retenu par la crainte de produire à cette tribune des travaux que leurs auteurs ne seraient pas là pour défendre ; mais j'en rencontre un, dû à la plume d'un très-distingué interne de nos hôpitaux, portant un nom estimé de nous tous, et que son chef de service, M. Verneuil, peut représenter ici avec une autorité particulière ; car l'*Etude clinique sur la septicémie*(1), de M. Gustave Richelot, reproduit, trait pour trait, les opinions émises déjà par le maître, et est écrite en vue de la discussion actuelle. Je puis donc interroger ce travail librement, et l'appeler en témoignage de toutes les confusions dont la chirurgie s'enveloppe sous l'idée fixe de la septicémie ; je le ferai aussi brièvement que possible.

La première observation est intitulée : *Perforation de l'urèthre; infiltration d'urine; septicémie; mort.* — Il s'agit d'un vieillard (soixante-douze ans) souffrant, depuis longues années, de troubles des

(1) *Union médicale*, fin de mars 1871.

voies urinaires, se sondant lui-même, et qui entre à l'hôpital avec rétention et infiltration urineuse, et dans un état d'extrême prostation. Scrotum, verge, fosse ischio-rectale gauche, sont le siége d'une infiltration considérable ; on incise la verge, le scrotum ; on passe un tube à drainage de la verge au scrotum, un autre du scrotum à l'abcès péri-rectal ; de toutes les incisions s'échappent des gaz infects et des détritus gangréneux mêlés à l'urine. Deux jours après, l'infiltration envahit la région pubienne ; nouvelles incisions, nouveau drain de cette région à la verge ; le malade, entré le 4 avril, meurt le 8, exhalant une odeur infecte.

Certes, ce vieillard, miné par la dégradation organique des voies urinaires, porteur d'infiltrations urineuses qui, de la verge à l'anus, ont frappé de gangrène tous les tissus, ceux-ci pénétrés de gaz infects, mélangés à l'ichor gangréneux, dont les reins sont malades, l'un surtout, celui de droite, présentant une énorme poche urineuse qui a repoussé et atrophié le parenchyme ; ce vieillard, dis-je, n'est pas mort sans que ses humeurs aient subi une dégradation pareille à celle de l'organisme. La résorption urineuse s'est faite par toutes les voies, et l'empoisonnement urémique est venu ajouter son action à celle des désordres locaux pour amener l'état typhique observé et la mort. Mais tout ceci est bien simple et se trouve suranné ; la nouvelle manière de voir inscrit en tête de cet état pathologique : *septicémie* ; ce malade meurt de septicémie, et celle-ci, sauf son intensité, est l'analogue de la septicémie que présente un blessé atteint de fièvre traumatique commune; elle est l'analogue de la septicémie qu'offre cet autre blessé qui meurt d'infection purulente. Et cette observation de vieille maladie urineuse ouvre une série d'observations, peu nombreuses d'ailleurs, destinées à prouver toutes ces relations et toutes ces analogies.

La seconde observation porte pour titre : *Péri-typhlite; septicémie aiguë; mort.* — Les détails de l'autopsie suffiront à montrer ici le caractère de la maladie. Le cœcum et le côlon ascendant adhèrent au péritoine, qui recouvre la fosse iliaque. Les adhérences les plus fortes se trouvent au niveau de l'appendice cœcal; celui est très-épaissi, volumineux, lardacé, et se termine par une ampoule qui contient un calcul biliaire gros comme une amande. Au-dessous se voit un immense foyer purulent; l'extrémité supérieure du rein droit, épaissie et adhérente, forme la limite supérieure du foyer; le péritoine, la paroi antérieure; le psoas iliaque, dont la surface est putrilagineuse, la paroi postérieure; le foyer descend de 5 centimètres dans la région crurale. Le foie, la rate, les reins, sont fortement congestionnés. *Aucune trace d'abcès métastatisques*. Ces détails prouvent d'eux-mêmes que ce malade a succombé à une péritonite partielle et à un vaste phlegmon iliaque, dus à l'inflammation locale provoquée par un calcul biliaire dans l'appendice cœcal; la cause de la mort est là palpable, bien nettement déterminée; elle eût suffi jusqu'à présent à la pathologie simple et rationnelle telle que nous l'avons apprise. Mais présenter cela comme un exemple de septicémie aiguë, et donner celle-ci comme la vraie cause de la mort, m'étonne, même de ceux qui ont voué à la septicémie le culte exclusif que nous voyons. Prétendra-t-on que l'hypérémie du foie, de la rate et des reins témoigne en faveur de cette prétendue septicémie? Mais quoi de plus naturel que cette hypérémie, alors que la cavité abdominale, qui contient les organes hypérémiés, est le siége d'aussi graves et profondes lésions ?

Arrivons à la quatrième observation : ce sera la dernière, et non la moins instructive. Elle est précédée de ces mots : « Quelquefois la septicémie traumatique est foudroyante. » Le titre suit : *Double fracture du membre inférieur; amputation de la cuisse; septicémie suraiguë; mort.* — Il s'agit d'un charretier apporté à l'hôpital avec une fracture comminutive de la jambe droite, compliquée de plaie, et une fracture du fémur du même côté, avec plaie, issue du fragment supérieur, attrition considérable des parties molles. Le malade est très-frappé; on pratique l'amputation de la cuisse, qui donne lieu à une perte considérable de sang (1,000 grammes environ). Syncope pendant les ligatures. La température, qui descend après l'opération à 36°, 5, remonte le lendemain à 38°, 4; le malade meurt vingt-quatre heures après l'accident et vingt-deux heures après l'amputation. A l'autopsie, cœur flasque et décoloré ; foie volumineux et stéatosé ; reins présentant, au microscope, la dégénérescence granulo-graisseuse ; rate saine ; poumons gorgés de sérosité sanguinolente.

Un tel traumatisme, promptement suivi d'une amputation de cuisse au tiers supérieur, avec nouvelle hémorragie abondante, aurait, jusqu'ici, paru suffisant à amener la mort par soi, c'est-à-dire par sa gravité extrême, par la prostration irrémédiable dans laquelle il jette subitement l'économie ; une syncope, survenue pendant l'opération, a failli être mortelle ; le malade en sort pour succomber quelques heures après à une de ces asphyxies qui terminent si souvent les brusques sidérations de la vitalité. Eh bien ! non, il faut invoquer une septicémie suraiguë pour expliquer la mort. L'hémorragie n'aura eu d'autre effet que de prédisposer le malade à la septicémie, en augmentant la tendance à l'absorption ; comme si dans ces affaissements profonds où toute fonction vitale se suspend, alors que par la plaie s'exhalent incessamment des liquides sanguinolents, alors que les poumons s'engouent et que l'asphyxie se prépare, les absorptions allaient se faire librement, à leur aise, comme dans un organisme intègre et qui n'aurait subi qu'une soustraction de sang ! On prétend faire d'un agonisant, prêt à tout rendre aux forces inorganiques, un absorbant actif de poisons délétères destinés à tuer un organisme dont le reste de vie s'échappe déjà. La plaie est fétide, le moignon sensible, le caillot de la veine fémorale d'un aspect granuleux et d'une mauvaise consistance; la température s'est élevée à 38°, 4; le foie et les reins stéatosés; voilà les preuves alléguées en faveur de la septicémie. L'état général du blessé n'explique que trop les premiers de ces signes ; quant à la stéatose du foie et des reins, qui ignore que c'est là une terminaison commune à une foule d'états divers? L'hémorragie et l'inanition la provoquent à elles seules. D'ailleurs, le malade était un charretier, et celui-ci, comme tous les charretiers, était sans doute un alcoolique, malgré les dénégations de sa famille. Et l'on vient nous dire que cette septicémie ne soulève pas d'objection sérieuse ! Mais n'y aurait-il que ce caractère de foudroyant, qu'il faudrait, pour cela seul, éloigner l'idée de septicémie. La septicémie des blessés n'est jamais foudroyante, pas même dans l'infection purulente, la plus haute expression de la septicémie traumatique, au dire de l'école allemande. Sachons rendre au traumatisme ce qui lui revient ; niera-t-on qu'il y ait des traumatismes foudroyants par leur propre gravité, alors même qu'ils n'intéressent directement aucun des organes dont le fonctionnement est absolument indispensable à la vie?

Voyez à quelles inconséquences et à quelles contradictions on peut être conduit : voilà un malade, jeune et vigoureux d'ailleurs, qui est foudroyé par une septicémie suraiguë à la suite d'une amputation de cuisse; et, il y a quelques instants, nous citions, d'après Billroth, l'observation d'un malade qui, à la suite d'une même amputation de cuisse, éprouve à peine un léger accès de fièvre traumatique; les tissus divisés sont les mêmes, les fluides de la plaie n'ont pas raison d'être plus vénéneux d'un côté que de l'autre, l'absorption a dû être pareille et probablement même plus facile dans le second cas que dans le premier; et cependant quelle distance dans les résultats!

Mais ce qui est plus significatif encore que l'étude de ces faits particuliers, c'est leur rapprochement, c'est de les voir se suivre comme des exemples variés d'un même état morbide; le vieillard avec son infiltration urineuse, sa gangrène putride du pubis à l'anus, ses gaz fétides mélangés à des détritus organiques, ce vieillard offre une simple septicémie; la péritonite partielle avec vaste phlegmon iliaque devient une septicémie aiguë; l'amputé au tiers supérieur de la cuisse pour une double fracture comminutive est un exemple de septicémie suraiguë; il y a de l'un à l'autre une simple gradation ascendante; le fond pathologique est donné pour identique! Avais-je tort de dire plus haut que ce mot de septicémie, appliqué sans mesure, ne servait qu'à couvrir les plus étranges confusions, et devenait le lieu fictif des plus disparates rapprochements? Qu'y a-t-il, en effet, de semblable ou d'analogue dans ces trois faits, malgré leur étiquette commune? Un seul de ces malades est, à bien dire, septicémique, le vieillard atteint de cette septicémie secondaire et ultime qui termine si souvent les lésions graves des voies urinaires; les deux autres, malgré les épithètes d'aiguë et de suraiguë ajoutées à leur prétendue septicémie, n'ont rien de comparable, ni entre eux ni avec le premier; il faut un esprit de système bien radical pour les grouper dans un même ordre de faits. Et remarquons, comme dernier trait de cette étude, à quel point le blessé disparaît dans ces théories nébuleuses : le traumatisme n'est plus en lui-même qu'une occasion de septicémie; il demeure étranger à l'état du malade; il ne lui amène plus aucun autre danger que celui de l'empoisonnement. L'étendue, la gravité propre du traumatisme s'effacent. Pourquoi s'en occuper? Elles ne règlent pas l'imminence de la septicémie ; ne sont-ce pas dès lors des considérations presque superflues?

J'abandonne, messieurs, cette longue critique à laquelle je me suis condamné, parce qu'elle m'a paru nécessaire, et j'ai hâte d'opposer à ces hypothèses, que repoussent les faits et la raison cliniques, des enseignements que la tradition soutient, que la droite et simple observation confirme. Qu'est la fièvre traumatique dans sa forme ordinaire? Nous répondons : une manifestation de réaction générale et commune, provoquée par le traumatisme et par le travail pathologique qui le suit. Il nous faut donner à cette réponse les développements qui doivent en déterminer le sens, en montrer l'étendue et la portée.

Un organisme vivant, accidentellement frappé par un choc traumatique, ne supporte pas ce choc comme une machine inerte, dont un ressort est violemment brisé. Dans la machine, toutes les parties non atteintes par l'acte de violence demeurent intactes ; elles ne souffrent pas ; il n'y a qu'à réparer la partie violentée ou brisée pour que la machine recouvre son intégrité et que son fonctionnement reprenne. Il n'en est pas ainsi dans un organisme vivant. Ici rien n'est isolé ; pas un acte qui ne se réalise dans une convergence de tous les autres actes organiques; pas une fonction à laquelle ne participent toutes les autres fonctions ; pas une sensation qui demeure locale et n'ait sa représentation plus ou moins manifeste dans l'économie tout entière, pas une souffrance, pas une lésion de tissu auxquelles ne prenne part tout l'être vivant, sentant et réagissant. Le vieil aphorisme reste toujours jeune, *consensus unus, conspiratio una, consentientia omnia*. C'est l'expression de l'une des plus hautes vérités de la physiologie et de la pathologie ; et cette vérité s'applique avec d'autant plus de force, qu'il s'agit d'êtres vivants plus élevés dans l'échelle animale, et d'actes fonctionnels ou pathologiques représentant un plus grand déploiement d'activité vivante. Or, dans ce double sens, il n'est rien au-dessus de l'être humain, rien au-dessus des actes médicateurs que le traumatisme ne soulève.

Examinons de près les actes prochains de la réaction traumatique. Une lésion traumatique exerce d'abord sur le système nerveux, localement intéressé, une action irritative intense. Cette action se réfléchit bientôt sur le système nerveux tout entier, et souvent alors se manifeste par un remarquable abaissement de la température normale. C'est bien à la seule dépression du système nerveux, plus encore qu'à la perte du sang, à moins que celle-ci n'ait été excessive, qu'il faut rapporter cette diminution de la chaleur animale, ainsi que le prouvent et l'observation clinique, et les expérimentations de Breuer et Chrobak, et celles de Mantegazza. Ce fait a son importance au point de vue de la pathogénie de la fièvre traumatique commune, de la pathogénie surtout de certaines fièvres traumatiques graves et comme foudroyantes. La fièvre traumatique commune, qui seule nous occupera pour le moment, peut trouver, disons-nous, une part de son étiologie dans la dépression nerveuse générale. On sait, en effet, qu'à l'irritation traumatique d'un nerf succède un état neuro-paralytique. Une vascularisation plus marquée de la partie et une augmentation de la température locale sont la conséquence de cette neuro-paralysie. En généralisant ces faits, on en a déduit une théorie de la fièvre en général. Sans examiner ici si la fièvre ne comporte pas d'autres conditions essentielles, nous pouvons avancer, sans crainte d'être démenti, qu'une impression produite sur le système nerveux, telle qu'il s'ensuit une diminution notable de la température, est une cause manifeste de réaction fébrile prochaine. La clinique nous le prouve, en dehors même de tout traumatisme ; il est des terreurs profondes et subites auxquelles succède un accès franc de fièvre éphémère. Lors donc que, chez un blessé, le système nerveux aura été profondément impressionné, que la température aura notablement baissé, si la fièvre traumatique survient promptement, avec ou sans frisson, on doit, en bonne physiologie, attribuer au système nerveux une part d'influence directe dans la production de la fièvre; la fièvre traumatique, dans ces cas, est nerveuse, au moins dans son origine première.

Mais la fièvre traumatique a des attaches plus intimes dans l'organisme vivant; elle ne représente pas uniquement l'ébranlement et la détente du système nerveux ; elle représente la vie elle-même, la vie nutritive et plastique subitement émue par une atteinte violente, et engendrant cette longue série d'actes réparateurs qui conduisent le blessé à la guérison. On se tromperait grandement si l'on pensait que c'est dans la seule partie lésée que se préparent et que s'accomplissent les actes curateurs de la blessure; il y a là une fonction nutritive nouvelle, bien délicate à établir, qui a son retentissement dans toutes les humeurs et dans tous les tissus vivants, et qui exige la convergence et l'harmonie de toutes les forces, de toutes les facultés de l'économie. C'est l'organisme tout entier qui s'émeut et concourt à la fonction pathologique temporaire que le traumatisme suscite. L'établissement de cette fonction nécessite un tel travail, une telle élaboration dans l'organisme sentant et réagissant, qu'il soulève trop souvent un trouble organique général ; la fièvre traumatique naît. Celle-ci représente donc, au point de vue général, ce que l'inflammation de la plaie représente au point de vue local : un trouble suscité par le travail préparateur de la curation traumatique. L'élévation générale de la température a sa correspondance dans l'élévation de la température de la plaie, constatée par Weber ; non que cette dernière élévation de température amène la première par une généralisation progressive, par une sorte d'équilibre tout physique, mais parce que le travail inflammatoire local provoque un travail inflammatoire général. C'est de la fièvre traumatique et de la plaie qu'on peut répéter, avec raison, ce qui a été dit autrefois de la fièvre inflammatoire et de l'inflammation ; l'une étant une inflammation généralisée, et l'autre une fièvre locale.

Lorsque la fonction pathologique est établie, lorsqu'elle a pris droit de domicile dans l'organisme, et que celui-ci en a contracté l'habitude au point de ne la plus ressentir comme trouble, mais comme fonction presque physiologique, comme œuvre d'une nutrition modifiée, alors la fièvre traumatique tombe; la guérison se poursuit et s'accomplit silencieusement. Toutefois, il faut peu de chose pour que le mouvement fébrile surgisse à nouveau : que par suite de la disposition des parties lésées ou d'un défaut dans les soins donnés à la plaie, une nouvelle inflammation locale survienne, et un nouvel accès de fièvre se déclarera. Si les conditions de milieu sont mauvaises ou accidentellement troublées, si une impression morale fâcheuse frappe le blessé, si un écart de régime se produit, la fièvre renaîtra pareillement; mais ici au lieu d'être symptomatique, comme dans le cas précédent, elle sera jusqu'à un certain point primitive, et les troubles locaux qui surviendront du côté de la plaie seront secondaires. On le voit, un blessé est toujours dans un état d'équilibre instable ; il demeure toujours sous l'imminence fébrile ; les actes spéciaux qu'il a à accomplir lui laissent une impressionnabilité que le moindre choc ébranle, que la plus fugitive émotion vient troubler.

La pathogénie que je viens de retracer donne à la fièvre traumatique une origine pure de toute septicémie. Elle nous débarrasse de cette longue suite d'impossibilités et de contradictions que nous avons eu à signaler. Placée en face des faits cliniques, nous verrons qu'elle en embrasse aisément toutes les conditions et tous les aspects variés. Est-ce à dire, cependant, que dans le cours de la fièvre traumatique, les humeurs ne présentent aucune altération, et qu'elles soient exactement comparables aux humeurs d'un organisme sain et indemne ? Nous sommes loin de le penser. Toute fièvre, suivant nous, même celle qui traduit la réaction commune la plus légère, la fièvre éphémère ou la synoque simple, amène à sa suite et nécessairement une modification dans la crase du sang et des humeurs ; car toute fièvre entraîne par elle-même une suractivité ou une perversion des combustions organiques, dont témoigne l'élévation de la température. C'est dans le sang que s'accumulent ces déchets organiques exagérés ou de nature spéciale ; dans toute fièvre, le sang est fébrile, c'est-à-dire altéré. Aussi l'expérience de Weber, citée par M. Verneuil, ne prouve rien quant à l'origine septicémique de la fièvre traumatique. Weber injecte dans les veines d'un chien bien portant du sang extrait des veines d'un chien fébricitant ; le chien qui reçoit l'injection contracte la fièvre. Quoi d'étonnant ? On fait pénétrer tout d'un coup dans ses voies circulatoires une haute dose de sang altéré, de sang fébrile ; la fièvre s'ensuit ; c'est dans l'ordre, et c'était à prévoir. Il eût été singulier qu'il eût pu recevoir une telle injection sans en ressentir aucun effet. Je ne pense pas que M. Verneuil consentît à employer, pour une transfusion du sang, le sang sorti des veines d'un fébricitant, d'un pneumonique, par exemple ; il est à présumer qu'une pareille transfusion ne serait pas inoffensive; mais cette altération fébrile du sang est-elle une véritable altération septicémique? En tout cas, ce ne serait pas là une septicémie primitive, causale, morbigène; mais une septicémie secondaire, un effet temporaire de la maladie, une sorte de lésion anatomo-pathologique des humeurs, et, comme toutes les lésions, un effet et non une cause de la maladie. Cette septicémie-là n'aurait donc rien à voir dans la prétendue origine septicémique de la fièvre traumatique; elle est la condition commune de toute fièvre, tandis que l'on prétend attribuer à la fièvre traumatique une origine septicémique propre et par infection locale.

Il y a plus : en bon langage médical, on ne saurait donner le nom de septicémie à l'altération des humeurs qui survient dans le cours des fièvres de forme commune. Cette altération, conséquence des combustions organiques, n'a rien des qualités du poison, pas plus qu'elle ne provient d'un empoisonnement. Ce n'est que par abus de mots que, dans la pathologie des humeurs, on appellerait empoisonnement toute altération humorale. Une altération des liquides est, comme une lésion des solides, un fait anatomo-pathologique, un produit, une manifestation de la maladie, et rien au delà. Renouveler à ce sujet la longue série des intoxications enfantée par la vieille pathologie humorale, c'est rétrograder, c'est rentrer dans tous les systèmes ruinés sous la marche progressive de la science; c'est restaurer, sous d'autres formes, le galénisme ou les conceptions chimiâtriques de Sylvius de le Boë. Et ce n'est pas sans dessein que je rappelle ici cette pathologie surannée : M. Verneuil et l'école allemande voudraient engager la médecine dans cette voie abandonnée. De la fièvre traumatique, on tente hardiment de conclure à la fièvre en général. On prétendrait, à nous médecins, nous faire accepter cette opinion, ramenée du moyen âge, que toute fièvre, que tout mouvement fébrile est le produit d'une intoxication du sang. « Le temps est proche, écrit M. Verneuil dans un des savants articles que lui a inspirés la discussion actuelle, le temps est proche même où tout le monde reconnaîtra que ce symptôme (la fièvre) traduit invariablement une intoxication du sang, soit par des substances normales versées en excès par une désassimilation excessive, soit par des substances toxiques engendrées au sein de nos tissus ou venues du dehors. »

Et, afin d'aider à cette réforme pyrétologique, M. Verneuil imagine pour les fièvres et les affections dites inflammatoires ou communes, un poison nouveau, le poison inflammatoire; et, pour mieux marquer sa découverte, il inflige à ce poison le nom de phlegsine, comme s'il n'y avait qu'à donner un nom pour démontrer la réalité même de la chose. Quand j'avance que M. Verneuil imagine l'existence du poison inflammatoire, j'ai tort : je ne dois pas charger M. Verneuil tout seul de cette création hâtive. Les Allemands l'avaient encore précédé dans cette voie, et le virus phlogistique est le père direct de la phlegsine. Que diraije, cependant, en face de telles assertions? Je m'en étonnerais davantage si je ne savais depuis longtemps jusqu'où peuvent conduire l'esprit de système et la passion du nouveau à tout prix. Toutes ces matières que M. Verneuil appelle *pyrogènes*, et qui proviennent de la désassimilation excessive des tissus organiques, ne sont pas pyrogènes, c'est-à-dire cause de la fièvre; elles en sont un effet, un témoignage. Loin de provoquer la fièvre, elles n'existeraient pas, si la fièvre elle-même ne les engendrait. La désassimilation excessive des tissus qui déverse ces prétendus poisons dans le sang, qu'est-elle elle-même, sinon l'une des manifestations, et la plus prochaine, de l'acte fébrile? Ces déchets organiques s'exagèrent-ils tout seuls, au hasard, sans cause productrice? Et cette cause, quelle peut-elle être, sinon la fièvre, c'est-à-dire la vie devenue fébrile et déterminant ce que l'on pourrait appeler la nutrition fébrile? La fièvre est donc cause ici, et non effet; une intoxication produite par la maladie ne saurait être productrice de cette même maladie. Toute la théorie pyrogénique de M. Verneuil pèche ainsi par la base. Il essaye en vain de ranimer dans la pathologie des humeurs l'erreur organicienne que la science abandonne de plus en plus, celle de donner la lésion comme cause, alors qu'elle n'est qu'un produit, qu'un symptôme élevé, le plus élevé des symptômes peut-être, mais toujours un symptôme. Non, les temps qu'il nous annonce ne sont pas proches. La médecine française saura résister à cette expression dernière du mauvais germanisme, et le poison phlogistique n'entrera pas de sitôt dans notre enseignement nosologique, même sous le nom nouveau de *phlegsine*.

J'ai dit que la pathogénie, que je pourrais appeler traditionnelle, répondait à toutes les conditions, à toutes les formes de la fièvre traumatique, qu'elle n'était en opposition avec aucun fait clinique, mais les embrassait tous aisément. Et d'abord se présentent les cas où la fièvre traumatique manque, et ceux où elle est très-légère, quoique le traumatisme soit grave. Quoi de plus simple que l'interprétation de tels faits ! Qui ne le sait ? Il est des organismes que rien n'émeut, dont rien ne trouble le solide fonctionnement, à moins qu'on ne les frappe dans ces organes dont la lésion est de soi mortelle. Leur force plastique est inaltérable, leur système nerveux placide et résistant ; les provocations les plus hostiles passent sur eux sans les impressionner. D'où la fièvre traumatique prendrait-elle son essor sur un pareil terrain ? Elle fait défaut, ou paraît à peine; c'est dans la logique des choses.

Chez d'autres individus, la fièvre traumatique se déclare prématurément, parfois aussitôt après l'accident ; son début est marqué par un frisson prolongé ou intense ; elle est vive et s'accompagne d'une température élevée, et cela souvent alors que le traumatisme est sans gravité propre et occupe une faible étendue. Chez ceux-là, le système nerveux est très-excitable; les impressions douloureuses, ressenties sur un point, se généralisent rapidement; l'action réflexe, en les transformant, les multiplie et les grandit outre mesure; il n'y a pas proportion entre l'action extérieure et la réaction vivante; celle-ci s'élève et s'accroît par son propre mouvement, par sa particulière spontanéité. La prompte éclosion et l'intensité de la fièvre traumatique en sont un témoignage dans l'ordre pathologique; l'étude de leur fonctionnement physiologique déposerait dans le même sens. C'est, chez eux, affaire de nature.

En d'autres cas, enfin, la fièvre traumatique se présente dans sa forme réellement commune et se montre à peu près proportionnelle à la gravité du traumatisme. Ce sont là les organismes moyens, où toutes les facultés sont pondérées, où système nerveux et force plastique ont leur plein et harmonique développement, s'associant dans l'œuvre commune de la vie, sans que l'un exerce sur l'autre une domination exagérée. Dans ce milieu tempéré, les observations de fièvre traumatique se montrent normales et comparables entre elles. Mais il faut bien savoir que ce milieu n'est pas le seul, et une théorie pathogénique vraie doit rendre un compte égal de ce qui se passe dans les divers milieux vivants.

Ce n'est pas tout : il est des morts traumatiques foudroyantes; les unes presque immédiates ou après quelques heures ; les autres survenant après un, deux ou trois jours. Les unes et les autres ont leur raison clinique. On meurt de douleur et de terreur ; et cela est, en soi, moins extraordinaire que de voir, sous les mêmes causes, subitement survenir de profondes altérations humorales. Dans ces faits de mort traumatique soudaine et dont la lésion ne rend pas directement compte, c'est la sidération absolue du système nerveux qu'il faut seule accuser. Dans les cas où la mort survient après un, deux ou trois jours, à la sidération première, mais incomplète, du système nerveux, il faut joindre l'épuisement et la prostration organiques en face d'une lésion dilacérante et étendue, d'un vaste travail inflammatoire qui dépasse les forces subsistantes de l'économie. L'être vivant succombe à des désordres dont il ne peut même pas aborder la réparation ; il est vaincu dès le début de la lutte.

Je ne quitterai pas cette rapide revue des principales formes de la fièvre traumatique sans indiquer l'intéressant sujet d'études qu'elles offrent relativement aux diverses races humaines. Au point de vue de la théorie septicémique, cet intérêt n'existe pas ; il n'est pas à présumer que, devant les effets d'un poison, il y ait de grandes variations d'une race à l'autre. Il peut n'en pas être de même alors qu'il s'agit d'une fièvre réactionnelle, à laquelle le caractère et le tempérament dominant de la race impriment, sans doute, une allure et une physionomie spéciales. Chez l'Anglo-Saxon la fièvre traumatique manque-t-elle plus souvent que chez le Français; y offre-t-elle, en moyenne, une durée pareille, ou cette durée y est-elle moindre pour une même opération; y naît-elle plus tôt ou plus tard; y a-t-il des morts traumatiques foudroyantes en plus ou moins grand nombre? Toutes ces questions ne sont pas indifférentes, et un travail qui les résoudrait par de patientes statistiques, établies avec clarté, reposant sur des chiffres suffisamment élevés, ne serait pas sans valeur au point de vue anthropologique. Les Allemands, Billroth en particulier, ont fait ce travail pour leur race; il serait bon de le refaire à notre usage et de comparer ensuite. Je me permets d'appeler sur ce point l'attention et le zèle de quelque jeune chirurgien.

Si je ne m'abuse, messieurs, j'ai tenu les promesses que j'avais osé faire. Je crois avoir placé en regard de toutes les nécessités cliniques la pathogénie traditionnelle de la fièvre traumatique, et avoir montré qu'elle satisfait à toutes. J'aurais donc le droit de terminer ici cette première partie d'une discussion laborieuse, en vous demandant de réserver à une prochaine séance tout ce qui a trait à l'infection purulente, sujet bien autrement obscur et difficile. Toutefois je ne veux pas quitter cette tribune sans prévenir une objection que j'ai vu dédaigneusement émettre contre la théorie que je défends. Une fièvre de réaction ! Que signifient ces mots ? Expliquent-ils quelque chose ? Traduisent-ils un mécanisme, une raison physique propres à la fièvre traumatique? Ne sont-ce pas là de ces entités illusoires, de ces termes vides qui ne représentent aucun fait saisissable, aucun enchaînement visible de choses ? Une réaction, soit ; mais fournissez-en l'explication, livrez-en la matière, depuis le phénomène initial dont vous nous donnerez la raison sensible, jusqu'aux phénomènes ultérieurs, que vous enchaînerez les uns aux autres à partir du premier. A cette seule condition nous condescendrons à discuter la valeur de ces théories de réaction, et à y voir autre chose que des vues de l'esprit, dont la science positive n'a pas à s'occuper.

Voilà l'objection dans son plein développement, et je n'en méconnais pas l'importance pour ceux qui, imbus des idées allemandes, estiment que la pathogénie est destinée à livrer le secret du comment et du pourquoi physique d'une maladie. Pour moi, messieurs, pour l'école médicale à laquelle j'appartiens, école souvent si mal comprise, même de ceux qui ont l'instinct confus des vérités qu'elle représente, cette objection est nulle et comme non avenue. Je l'ai souvent dit, et j'ai l'espérance que cette vérité fera son chemin dans les esprits, une théorie mécanique, physique, chimique d'une maladie quelconque, n'existe pas et n'existera jamais. Toutes les fois qu'on prétend en formuler, on forge une chimère. L'histoire de la pathologie n'offre pas une seule de ces théories qui ait résisté à un examen sérieux, à la saine observation clinique. On fournira l'explication d'un symptôme, ou d'un état symptomatique fondé sur un symptôme, sur une lésion de la maladie primitive ; mais vouloir l'explication de la maladie elle-même, c'est vouloir l'impossible, c'est méconnaître les lois de la nature vivante. Une maladie a sa vraie raison d'être dans une affection propre du système vivant ; hors de là, il n'y a que l'étude des phénomènes et des signes physiques des maladies. Quelque intérêt qu'offre celle-ci, on ne saurait la substituer à la notion même de la maladie, et croire qu'elle peut en tenir lieu, soit dans la pratique, soit dans la science. Je ne prétends pas donner une autre raison de la fièvre traumatique ; celle-là seule est valable, car elle part de l'ordre vivant, de la vie impressionnée et réagissante.

Et d'ailleurs, imagine-t-on que la théorie septicémique va plus loin ? On se ferait une étrange illusion de le croire. Le poison a pénétré dans le sang d'un blessé ; soit, voilà un fait matériel, vrai ou faux ; mais après ? Comment ce poison agit-il pour déterminer la fièvre ? Pourquoi provoque-t-il un frisson, puis une suractivité des combustions organiques et une élévation de température, une excitation ou une prostration du système nerveux ? Ces faits, qui sont d'ordre vital, qui en livrera la raison physique, l'explication matérielle ? Personne assurément ; il faut toujours en arriver à cette vie qui sent et qui réagit, et ici vous n'expliquerez rien. Vous aboutissez, malgré vous, au même point que moi-même ; mais je conserve cet avantage d'avouer bien haut que je ne puis dépasser cette limite de la vie, et de savoir pourquoi je ne puis la dépasser. C'est là un préservatif contre bien des égarements.

III. — DE L'INFECTION PURULENTE.

Messieurs, la chirurgie française, dans ses longues études sur l'infection purulente, avait poursuivi un double but, l'un qu'elle avait atteint, l'autre fuyant incessamment devant elle : le premier consistait à fixer avec précision les caractères cliniques et anatomiques de l'infection purulente, à la distinguer de tous les autres accidents fébriles qui peuvent atteindre un blessé, à la constituer en un mot, comme unité et espèce morbides ayant ses analogues nosologiques, mais néanmoins nettement définie et facile à discerner au lit du malade. La seconde poursuite était celle d'une pathogénie rationnelle des accidents morbides de l'infection purulente, en particulier des abcès dits métastatiques ; elle avait échoué en se réduisant à de pures recherches mécanico-organiques, en n'attribuant pas à l'ensemble des phénomènes généraux la part d'activité prépondérante qui leur revient. Cet insuccès n'affaiblissait pas l'importance de la première œuvre : le succès de celle-ci témoignait de cette sûreté clinique qui valait naguère à la médecine et à la chirurgie françaises une si incontestable supériorité. Sans doute, dans cette histoire nosologique de l'infection purulente, on avait trop délaissé les rapports de ce mal redoutable avec les autres accidents fébriles et généraux que le traumatisme suscite ; ces rapports, nous le verrons, ont une valeur marquée, surtout au point de vue de la pathologie générale et de l'histoire doctrinale du traumatisme. Mais le résultat cherché était obtenu : on savait discerner l'infection purulente; on ne la confondait avec aucun autre état morbide; on avait analysé tous ses symptômes et tous ses signes, les lésions diverses qu'elle provoque dans les solides et dans les liquides, sa marche progressive du début à la fin, de façon à retracer de la maladie un tableau qui ne le cédait à aucun autre pour la précision du diagnostic, pour la certitude du pronostic.

Ce labeur de la chirurgie française est près de sombrer, si les théories allemandes viennent à triompher sans conteste. L'infection purulente, d'après ces théories, n'offre plus en soi rien de distinct, rien qui lui appartienne en propre. Croire qu'on doit et qu'on peut la discerner est une illusion; on le prend même de haut avec la chirurgie classique qui a créé ces illusions, on lui dit son fait sans ménagements. Ecoutons à ce sujet M. Verneuil; il s'exprime ainsi dans son premier discours :

« Que diriez-vous d'un nosographe qui, ayant à décrire et à classer la pneumonie, ne s'occuperait que du troisième degré de la maladie et qui définirait la pneumonie la suppuration du poumon? Que vaudrait sa définition? Quel degré d'exactitude présenteraient ses descriptions? Avec un tel procédé, il aboutirait à un pronostic fatal et à une thérapeutique nulle. Vous reprocheriez justement à ce nosographe d'avoir scindé arbitrairement une unité pathologique et d'avoir pris la partie pour le tout..... C'est une grave erreur que de créer ainsi des espèces morbides artificielles avec des états morbides qui sont, non pas la maladie tout entière, mais les terminaisons, les expressions ultimes de la maladie. On ne voit que la fin, et l'on ne tient aucun compte ni du début, ni de l'évolution, ni des états intermédiaires.

« Eh bien! cette erreur grave, on l'a toujours commise, et on la commet encore aujourd'hui pour l'infection purulente. On taille arbitrairement, dans le bloc des accidents traumatiques et des complications des plaies, une forme à contours indécis, sans caractères déterminés, et on lui impose un nom. »

Je ne réclame point, messieurs, contre l'énergie avec laquelle notre collègue fustige toute l'œuvre clinique de ses devanciers et de nombre de ses contemporains; je la constate, au contraire, volontiers, et j'en fais honneur à l'énergie même de ses convictions. J'y trouverais d'ailleurs une excuse personnelle, si j'en avais besoin; car mes convictions opposées ne sont pas moins vives, et peut-être seront tout aussi franchement exprimées.

Ainsi donc, pour M. Verneuil, l'histoire nosologique de l'infection purulente n'est qu'une construction arbitraire, une œuvre à contours indécis, une forme sans caractères déterminés, n'ayant d'autre réalité que le nom qu'on lui impose. C'est une pure entité fictive. La science nouvelle a parlé et voici ce que dit l'oracle : L'infection purulente n'est qu'un degré avancé de la fièvre traumatique commune; elle est la forme grave, et la fièvre traumatique ordinaire, la forme bénigne : mais ces deux formes relèvent du même fond morbide, traduisent une même maladie, résultent d'un même empoisonnement, l'empoisonnement traumatique. Il n'y a pas seulement rapport entre la fièvre traumatique et l'infection purulente, il y a identité de nature; l'une et l'autre sont une même maladie septique, ne variant que par la dose du poison. Écoutons encore M. Verneuil; voici ses trois dernières conclusions :

« 6° Comme tous les empoisonnements, la septicémie peut être foudroyante ou seulement rapide, ou successive ou lente. Dans le premier cas, elle tue sans laisser de traces. Si le poison pénètre en très-petite quantité, il peut être expulsé; alors la guérison est possible. Si la dose est trop faible pour tuer d'un seul coup, mais trop forte pour être éliminée, la maladie se prolonge, les lésions secondaires surviennent, et l'on a affaire alors à l'infection purulente classique.

« 7° L'infection purulente n'est donc point une maladie spéciale, mais seulement une terminaison de la septicémie; c'est l'empoisonnement, plus des lésions fortuites, surajoutées, qui, par leur nature et leur siége, aggravent le pronostic jusqu'à le rendre presque inévitablement mortel.

« 8° La septicémie et l'infection purulente doivent être conjointement étudiées; car elles sont inséparables. La seconde est à la première ce que la syphilis tertiaire est à la syphilis primaire et secondaire, ce que la cachexie cancéreuse est au cancer, ce que la phthisie est à la scrofule, etc. »

Cette dernière conclusion était peut-être inutile, car qu'ajoute-t-elle aux déclarations si explicites qui précèdent ? Mais on aime à insister sur des vérités si méconnues jusqu'ici, et l'on en renouvelle l'affirmation à plaisir. Renouveler une affirmation n'est ni la confirmer ni la prouver : et ici où sont les preuves et que valent-elles? On nous en présente de deux ordres : les unes qui ont décidé la question, preuves déterminantes, sont les prétendues preuves expérimentales, relatées déjà à propos de la fièvre traumatique, et que l'on reproduit au sujet de l'infection purulente ; les injections de pus répétées dans les veines d'un chien amènent à leur suite des hypérémies partielles, des infarctus hémorragiques; et n'eût-il pas été surprenant que de tels infarctus eussent fait défaut après les injections de pus, alors qu'on les rencontre après les injections contenant des poudres impalpables et inertes? Voilà les preuves directes sur lesquelles on fonde l'identité de la fièvre traumatique et de la pyohémie : nous savons déjà ce qu'elles valent relativement à la fièvre traumatique ; et nous pourrions nous contenter de dire que, nulles de ce côté, elles deviennent, par cela seul, nulles à fonder cette prétendue identité. Nous verrons cependant, plus tard, ce qu'elles prouvent quant à la pyohémie, et nous trouverons dans cet examen un complément, s'il était nécessaire, de la démonstration que nous avons déjà fournie.

Mais il est, ai-je dit, un autre ordre de preuves appelées en témoignage. On ne pouvait, en effet, sur de simples expérimentations pratiquées sur l'animal, imparfaite et très-hypothétique reproduction des faits pathologiques, renverser une œuvre clinique des plus considérables, universellement acceptée, à laquelle avait collaboré une longue et célèbre suite de générations chirurgicales. Il fallait aborder cette œuvre clinique, et l'ébranler, pour la faire déchoir du rang auquel elle s'était élevée. Certainement l'expérimentation était la note majeure, la dominante de toutes ces interprétations nouvelles ; sans elle, sans les inductions qu'on en tirait, on aurait vu les faits cliniques comme tout le monde, et l'on n'aurait pas songé à l'identité inaperçue que l'on proclame aujourd'hui. Mais cette identité proclamée, il fallait rétrospectivement la retrouver dans la clinique ; ou du moins, s'il était difficile de l'y rencontrer, il fallait détruire l'infection purulente comme espèce morbide, montrer qu'elle n'était qu'une création arbitraire, une forme à contours indécis, sans caractères déterminés. M. Verneuil, dont je viens de rappeler les expressions, n'a pas manqué à ce devoir logique. Il a esquissé devant l'Académie une sorte de réfutation clinique de la conception française de l'infection purulente, réfutation qu'il convient d'interroger à son tour ; car tout ce qui touche à la clinique possède une puissance d'enseignement que les systèmes s'efforcent en vain d'amoindrir; tout ce qu'elle condamne est condamné sans retour.

« Les partisans des théories anciennes, nous dit M. Verneuil, seraient fort embarrassés de répondre avec précision à ces simples questions : Comment et quand commence l'infection purulente ? Comment finit-elle ? Quel est son caractère pathognomonique ? Ils répondraient peut-être : le signe initial, c'est le frisson ; le phénomène terminal, c'est la mort ; le caractère anatomique le plus constant, c'est la formation d'abcès multiples, indice et résultat de l'adultération du sang par le pus.

« Mais combien de fois on voit se manifester, dans le cours des affections chirurgicales, des frissons, même multiples, non suivis d'infection purulente ! Cela s'observe dans l'érysipèle, dans la lymphangite, dans le phlegmon diffus, dans les inflammations de voisinage, dans la gangrène partielle, dans les hémorragies secondaires, dans les accidents intermittents divers, au début des affections intercurrentes, etc. Alors, l'infection manquant, on pense qu'on a fait une erreur de diagnostic.

« Le frisson initial n'a donc rien de pathognomonique. Les terminaisons sont aussi vagues et aussi variables. La mort n'est pas le terme constant de l'infection purulente ; il y a des guérisons avérées. Quant à la phlébite, aux abcès et aux suppurations multiples, beaucoup de sujets supposés pyohémiques succombent sans en présenter de traces.

« Il faut donc renoncer aux idées généralement reçues sur l'infection purulente. Il faut cesser de faire une maladie spéciale d'un état morbide qui n'est que la terminaison d'accidents variés consécutifs aux plaies. »

L'argumentation de notre savant collègue se réduit, en résumé, à ces deux termes : L'infection purulente n'a pas de symptôme pathognomonique, ses lésions ne sont ni constantes, ni caractéristiques. Que M. Verneuil me permette de le dire nettement : de ces deux observations, la première ne prouve absolument rien, la seconde est de tout point contestable.

Monneret (1) le disait, et tous ceux qui s'occupent de cette partie de la science le reconnaissent,

(1) Monneret, *Traité de pathologie générale*. Paris, 1857-1861.

il n'est pas de symptôme pathognomonique d'une maladie ; les symptômes les plus constants, les plus caractéristiques d'une affection peuvent manquer, et cette affection exister. Il en est ainsi pour toutes les maladies, et j'entends parler ici des maladies vraies, des maladies affectives ou internes ; il n'en est pas qui ne puisse se montrer sans le symptôme qui lui semble le plus nécessaire. Voyez les fièvres éruptives : En quelle maladie y a-t-il un symptômé plus nécessaire que celui de l'éruption à ces fièvres? Eh bien! il est des cas où l'éruption manque, d'autres où elle revêt un aspect, une forme visible, tout différents de ceux qu'on lui connaît, et cependant la fièvre éruptive subsiste dans son intégrité, dans sa nature propre. Rappelez-vous, à ce sujet, les scarlatines frustes que décrivait si bien Trousseau ; ici l'éruption semblait faire défaut ; rappelez-vous, dans l'épidémie de variole que nous venons de traverser, ces cas trop nombreux où l'éruption pustuleuse se trouvait remplacée par une éruption scarlatiniforme, à teinte vineuse et foncée, avec hémorragies sous-conjonctivales, exsudation hémorragique par toutes les muqueuses, et mort plus ou moins rapide, sans qu'aucune pustulation apparût sur un point de l'enveloppe cutanée ; c'étaient là des varioles, quoique l'apparence éruptive fût celle de certaines scarlatines hémorragiques. Nul ne contestera que la rachialgie et la céphalalgie intenses ne soient des symptômes tranchés de la période d'invasion de la variole; et cependant ils peuvent manquer, et la variole se déclarer, comme ils peuvent apparaître dans le début de toute autre affection fébrile; ira-t-on nier pour cela leur valeur diagnostique toute particulière? La tuberculose aiguë et la fièvre typhoïde sont souvent tellement comparables dans leur appareil symptomatique, que l'autopsie seule peut éclairer le diagnostic; contestera-t-on, sur ce fait, les caractères propres de ces deux maladies, doutera-t-on de leur individualité, de leur existence, comme espèce morbide? Je pourrais multiplier ces exemples; mais ces vérités sont tellement palpables que je m'étonne de me voir conduit à invoquer leur appui. De ce que le frisson peut manquer dans certains cas d'infection purulente, de ce qu'il apparaît au début d'autres affections, cela affaiblit-il la valeur, le caractère vraiment pathognomonique des frissons répétés, se déclarant, à une époque déterminée, chez un blessé en pleine suppuration, et dont en même temps l'état général subit une atteinte profonde, dont la plaie prend un mauvais aspect, dont le teint acquiert cette coloration spéciale des pyohémiques, dont le système nerveux s'affecte, déchoit de sa résistance et de son harmonie fonctionnelle, descend par degrés à l'état ataxique et à la prostration ultime? Quoi! ce tableau du pyohémique perd son éloquence clinique et sa puissance démonstrative, parce que tel ou tel trait peut y manquer ou se rencontrer ailleurs? Mais alors quel tableau conserverez-vous de ceux que l'observation médicale a si laborieusement dessinés? Quel résistera à cette analyse dissolvante, qui se porte d'un symptôme à l'autre, sans s'élever au-dessus des apparences isolées, pour saisir la physionomie d'ensemble et l'allure de l'évolution morbide?

Pour nous, et pour l'école française dont nous défendons ici les œuvres contre les importations allemandes, l'infection purulente constitue un des états morbides les plus nettement définis, non-seulement par son appareil symptomatique propre, comme nous venons de l'indiquer, mais encore par l'effroyable constance de sa terminaison, et par le caractère si tranché de ses lésions. M. Verneuil nous dit que les terminaisons de la pyohémie sont vagues et variables; de sa part, cette assertion est toute naturelle, puisqu'il confond la pyohémie avec la fièvre traumatique et tous les accidents d'infection putride ou autres qui surviennent chez les blessés. Ainsi confondue avec tout ce qui n'est pas elle, il n'est pas étonnant que l'on déclare variable le fait le plus invariable de la maladie. Mais si l'on abandonne les vues systématiques et si l'on considère l'infection purulente en vrai clinicien, comme nos maîtres le faisaient, quelle fatalité dans le pronostic! Je n'examine pas ici le plus ou moins de probabilité qu'offrent les quelques cas de prétendue guérison relatés par de savants observateurs; je ne me prononce pas, en particulier, sur celui qui nous a été présenté au début de cette discussion; mais l'extrême rareté de ces faits, les doutes trop légitimes dont ils demeurent entachés, sont la plus manifeste preuve que nulle maladie n'offre un pronostic plus absolument grave que l'infection purulente ; et cette terminaison constante ajoute à son histoire un caractère distinctif malheureusement trop certain.

L'étude des lésions anatomiques de la pyohémie vient en marquer, d'un trait décisif, l'existence propre. Si, par impossible, on pouvait imaginer que tous les caractères précédents fussent vrais, et que, cependant, à ces caractères vinssent répondre des lésions variables, sans physionomie commune, sans allure spéciale bien accentuée, on pourrait douter de l'individualité de la maladie et de la signification nosologique de tous ces symptômes enchaînés. Mais la nature n'offre pas ces contradictions dans les tableaux qu'elle nous retrace, et les lésions de la pyohémie sont en harmonie avec les autres traits de son histoire. Notre savant collègue, M. Verneuil, vient cependant contester ce fait, comme tous les autres; il nie et la constance et l'essentialité de ces lésions.

Beaucoup de sujets supposés pyohémiques, nous dit-il, succombent sans présenter trace des lésions de la pyohémie, phlébite, abcès, suppurations multiples. Je ne crois pas qu'une telle proposition soit acceptée d'aucun observateur impartial. Sans doute, je ne prétends pas que tout pyohémique meure nécessairement avec des abcès métastatiques ou des phlébites suppurées; sauf dans les maladies qui consistent dans la genèse et l'évolution de produits hétérologues, il n'est pas plus de lésions que de symptômes pathognomoniques. Qu'est, d'ailleurs, une lésion, sinon un symptôme des altérations nutritives et plastiques? Qui pourrait dire où commencent et où finissent les lésions et les symptômes ? Un blessé peut mourir en puissance de pyohémie, avec son sang pyohémique, et, néanmoins, avant que des dépôts purulents se soient disséminés dans ces tissus. Toutefois, de pareils faits sont infiniment rares; et cela, parce qu'il s'agit ici, non d'un symptôme, qui est commun à l'infection purulente et à bien d'autres états morbides, comme le frisson, mais d'un symptôme-lésion qui touche à l'essence même de la maladie, qui traduit directement, et dans sa plénitude, l'état pyohémique. Si M. Verneuil prétend que beaucoup de sujets succombent sans présenter trace de ces lésions, cela tient à ce qu'ayant rejeté toute notion spéciale de la pyohémie, il englobe sous un même chef, septicémie, et la pyohémie et d'autres états morbides profondément distincts; et dès lors que prouve, pour nous, ce qu'il voit ou ne voit pas à l'autopsie? S'il nous était donné d'analyser ces observations de prétendue pyohémie, où l'autopsie ne dévoile aucune des lésions caractéristiques de la maladie, nous serions sûr d'avance d'y rencontrer uniquement ou des cas d'autopsie imparfaite, ou, beaucoup plus souvent, des cas où la maladie n'était en rien la pyohémie elle-même.

M. Verneuil complète son œuvre de négation en repoussant l'essentialité des lésions pyohémiques. La suppuration du poumon, suivant lui, n'est pas la caractéristique essentielle, mais la terminaison de la pneumonie. Il en est de même des abcès pyohémiques; ils sont l'expression ultime de la septicémie, dont la fièvre traumatique est l'expression première et commune. Notre collègue va même plus loin : dans sa septième conclusion, il qualifie de lésions *fortuites*, *surajoutées*, les lésions pyohémiques. Cette opinion est celle qu'il affectionne et qu'il vulgarise; aussi la retrouvons-nous sous la plume fidèle de ses élèves. L'interne actuel de M. Verneuil dont nous avons déjà (1) mentionné le travail, M. Gustave Richelot, écrit sous les inspirations de son maître : *Les abcès métastatiques n'ont qu'une valeur très-secondaire et ne constituent qu'un fait anatomique fortuit.*

Voilà donc, sur ce point, l'expression suprême des doctrines nouvelles : les lésions de la pyohémie constituent un fait anatomique fortuit ! Eh bien ! je l'avoue sans détour, de toutes les erreurs que je viens de combattre, celle-ci est celle qui me révolte le plus. Je montrerai bientôt, lorsque j'exposerai la pathogénie de l'infection purulente, telle

(1) Voyez p. 40.

que je la conçois, tout ce que ces lésions ont d'essentiel et de fondamental; mais, avant d'en arriver à un exposé qui pourrait ne pas vous convaincre, j'invoquerai encore et toujours la clinique qui, bien interrogée, ne saurait jamais avoir tort. Quoi! on attribuerait un caractère purement fortuit à des lésions d'une constance presque absolue et succédant à une évolution morbide tellement tranchée par ses symptômes, son allure, sa physionomie propre, qu'elle est une de celles dont le diagnostic offre la plus manifeste certitude ! Ce seraient là les signes d'une lésion fortuite! Quels seraient donc ceux d'une lésion spéciale et fondamentale? Ce n'est pas tout, cependant, et je n'ai pas indiqué encore la marque essentielle des lésions pyohémiques : est-il, en effet, un fait pathologique plus expressif et plus saillant que celui de ces suppurations s'effectuant, rapides et silencieuses, au sein des parenchymes viscéraux, sans y trahir leur présence par aucune souffrance locale; ou s'épanchant, comme par un flot brusque et néanmoins inaperçu, dans une cavité séreuse ou articulaire, sans y réveiller aucune de ces douleurs qui traduisent si vivement tout travail inflammatoire de ces cavités? Les suppurations pyohémiques sont tellement latentes que, très-souvent, l'autopsie seule les décèle. A ce caractère si spécial de leur latence, il faut ajouter celui de leur multiplicité et de leur indépendance apparente. S'il est des parties et des parenchymes organiques où on les rencontre plus fréquemment, il n'en est pas où l'autopsie ne puisse les montrer ; et cela comme par une diffusion sans règle et en dehors de toute prévision calculable.

Tous ces faits cliniques sont d'observation vulgaire ; je ne l'ignore pas, et je n'ai pas la prétention d'en invoquer d'autres. Les vérités médicales communes, quand on en a le sentiment vrai, et qu'on sait les interroger, sont les plus fécondes, celles dont la méditation ne lasse jamais. Quel enseignement clinique supérieur à celui que livrent ces suppurations si insolites dans leur allure, si particulières dans leur mode évolutif, si spéciales, en outre, à la pyohémie, qu'on ne les rencontre véritablement que dans les états pyohémiques, et que, à elles seules, elles en sont l'évidente affirmation ? Aussi reviendrons-nous sur ces vérités, et leur demanderons-nous de nouvelles lumières quand nous chercherons à dégager de ses obscurités la pathogénie de l'infection purulente ; pour le moment, il nous suffit de leur devoir une éclatante confirmation du caractère essentiel des lésions pyohémiques. Non, de tels faits, d'un caractère si entier et si absolu, si constants qu'on les rencontre semblables, même dans les espèces animales sujettes à la pyohémie, ne sont ni fortuits ni accessoires. Nul ne mérite plus qu'eux le nom d'essentiels. La chirurgie française l'avait si bien compris que, de génération en génération, elle s'est dépensée en études et en longues discussions pour rattacher directement à la suppuration de la plaie la formation des abcès dits métastatiques. Elle n'y a pas réussi, à mon sens, parce qu'elle ne voulait concevoir et admettre, entre la suppuration locale et les abcès éloignés, que des liens d'ordre mécanique et chimique ; ses essais infructueux témoignaient pourtant qu'elle sentait qu'il existait ici autre chose qu'une coïncidence fortuite ou que des rapports accessoires ; elle comprenait qu'il y avait une dépendance étroite, des relations intimes et profondes; les lésions lui paraissaient essentielles comme la pyohémie elle-même. Ces conclusions, nous espérons que la science française saura les maintenir, et qu'elle ne reniera pas un passé de saine observation pour s'abandonner à des spéculations expérimentales venues de l'étranger. Elle a tout intérêt à ne pas se soumettre précipitamment à des changements que ses propres travaux n'ont pas suscités, et à des témérités d'opinion que sa vieille sagesse n'a jamais connues.

De tout ce qui précède, nous nous croyons autorisé à dire, au nom de la clinique, que l'infection purulente n'est pas la fin banale d'une série d'accidents morbides, et à conclure à son caractère essentiel. C'est une confirmation nouvelle, et non sans valeur, des idées que nous avons émises sur la fièvre traumatique ; nous sommes en droit de séparer la pyohémie de cette fièvre, au lieu d'en faire comme le terme régulier. Nous sommes en droit de repousser ces hypothèses de poussée ou d'entrée successives de poison pour imaginer, ici, la fièvre traumatique, pour expliquer, là, la pyohémie ; comme si dans l'organisme vivant, des pénétrations pareilles, à supposer qu'on les admette, pouvaient s'effectuer avec cette régularité que la seringue apporte aux injections expérimentales. Que ces expérimentateurs allemands me rendent la nature petite en voulant la soumettre à leurs imaginations, et que nous sommes crédules de les croire sur parole ! Sachons lire, par nous-mêmes, dans le livre vivant de la nature; nous la trouverons moins facile à se prêter à toutes ces pauvretés mécaniques, plus active et plus spontanée dans ses œuvres, dans ses genèses pathologiques, comme dans ses fonctions physiologiques.

Nous voici donc conduit à rechercher la pathogénie propre de l'infection purulente. Ici les plus sérieuses difficultés nous attendent. La chirurgie française, comme l'a justement fait remarquer M. Verneuil, a ouvert la voie aux théories allemandes ; celles-ci n'ont fait que confirmer, quant à la pyohémie, les idées de pathogénie conçues par nos prédécesseurs et nos maîtres. Et, en effet, je le reconnais sans peine, d'un côté l'aspect infectieux et typhique du pyohémique, sa mort presque fatale; et, d'un autre côté, la présence nécessaire d'une plaie suppurante pour produire la pyohémie, l'état pyohémique du sang, la coexistence d'abcès disséminés dans les parenchymes viscéraux, donnaient à la résorption du pus par la plaie, et à la puissance infectieuse de ce pus résorbé, une probabilité d'opinion dont je ne conteste pas la valeur apparente. Cependant, malgré cet accord des travaux français et allemands, bien fait pour en imposer d'autorité, malgré le caractère aisé des hypothèses qu'ils appuient, et leur rapide vulgarisation, je résiste aux opinions émises. Je les trouve précisément trop aisées, un peu superficielles et vaines, et la nature vivante, telle que je l'observe en ses plus communes opérations, est bien autrement cachée et profonde. Je trouve, en outre, que ces hypothèses ne répondent pas à l'ensemble des faits, et qu'il en est de nombreux et d'avérés qui les contredisent formellement.

Je pourrais, en effet, contre la théorie de l'infection purulente par résorption septicémique du pus, appeler en témoignage la plupart des faits et des considérations que j'ai déjà invoqués contre la théorie correspondante de la fièvre traumatique. Je reproduirais, dans son invincible réalité, ce défaut absolu de proportionnalité entre les effets toxiques produits et la cause toxémique productrice ; je montrerais que ni l'âge, ni le sexe, ni le tempérament, ni les conditions locales de la plaie, ni les conditions de milieu ne fournissent une explication valable de ces écarts entre la cause et l'effet. Mais recommencer une argumentation pareille serait fatigant et inutile. Je me bornerai à signaler ce fait qui m'a autrefois profondément surpris, pendant dix années de pratique passées en province. Sortant de l'internat en chirurgie de Paris, de l'hôpital des Cliniques et de celui de la Charité, on peut penser si j'étais habitué à voir l'infection purulente prélever sa déplorable moisson de blessés et d'opérés. Arrivé en province, une pratique étendue, même chirurgicale, me montra bientôt un tout autre spectacle. Je vis, souvent dans les plus mauvaises conditions de milieu, les plus graves opérations réussir; les amputations des membres, en particulier, guérir sans que l'infection purulente vînt jamais réclamer son tribut. Je m'informai auprès de mes confrères, je dressai une sorte d'enquête dans toutes les petites villes environnantes, et j'acquis la certitude que l'infection purulente était un accident inconnu; pour ma part, je n'en observai pas un seul cas durant mon long séjour en Provence. Eh bien! messieurs, ce seul fait a, pour moi, toute la puissance d'une démonstration. Les conditions des plaies sont semblables, et même ici sont plus mauvaises, la plaie étant souvent plus mal soignée; la production du poison traumatique s'opère, et même la résorption s'en effectuerait, au vu des théories allemandes, puisque la fièvre traumatique se produit; et jamais l'infection purulente ne se déclarerait à son tour! En vertu de quel privilége singulier? Pourquoi, à une première poussée ou pénétration de poison, n'en succéderait-il jamais une seconde? La physiologie, en province, ne reconnaîtrait-elle pas les mêmes lois qu'à Paris et dans les grandes villes?

Y aurait-il des contrées favorisées, où la suppuration, même récente, se dépouillerait de toute sepsine, de tout principe virulent, et où le pus, si funeste ailleurs, deviendrait inaltérable, ou, toujours inoffensif?

De tels faits ne pouvaient pas ne pas obtenir dans la science le retentissement qui leur était dû. Ils ont à peu près amené la plupart des chirurgiens à admettre, en dehors des résorptions purulentes ou toxémiques effectuées par la plaie, une cause infectieuse miasmatique, produite par l'encombrement des blessés, cause qui intervenait puissamment dans la genèse de la pyohémie. S'attachant à cette idée, et lui donnant toute son extension, l'un de nos distingués collègues, M. Alph. Guérin (1), créait l'expression de *typhus chirurgical*, voulant indiquer ainsi que l'infection purulente était, dans son principe, une infection générale de même ordre que celle des typhus et des fièvres paludéennes. Cette puissance exclusive donnée à l'infection miasmatique amenait une objection capitale, et M. Verneuil n'a pas manqué de s'en emparer et de l'opposer à la pathogénie purement miasmatique. Pourquoi, en effet, l'infection purulente ne survient-elle que chez les blessés? Si l'absorption de miasmes suffit à l'engendrer, on doit l'observer chez tous ceux qui s'exposent à cette absorption, et non chez les seuls blessés. M. Verneuil reproche

(1) Alph. Guérin, *Bull. de l'Acad. de méd.* 1871, t. XXXVI, p. 202 et 307.

donc à M. Alph. Guérin « de faire trop bon marché de la plaie, de la lésion traumatique primitive et des modifications très-variées que peut subir le travail réparateur. » A des reproches si fondés Tessier répondait autrefois par l'admission de l'infection purulente spontanée. Ne comprenant pas le rôle pathogénique que joue, dans la pyohémie, la suppuration locale, il croyait tourner la difficulté en alléguant des faits de pyohémie sans plaie. Mais ces faits sont-ils capables de détruire une aussi fondamentale objection ? Effacent-ils les rapports évidents et primordiaux qui lient l'infection purulente à une suppuration locale ? On ne saurait le soutenir : l'existence de faits exceptionnels ne supprime pas la raison des faits communs; c'est celle-ci qu'il faut d'abord chercher, et c'est elle qui doit livrer ensuite la raison de l'exception.

M. Alph. Guérin a cru concilier toutes les exigences en déclarant que son typhus chirurgical reconnaît bien pour cause une infection miasmatique, mais que cette infection se fait uniquement par la plaie, et que l'agent miasmatique que la plaie absorbe est fourni par la décomposition du pus qui baigne la plaie. En localisant ainsi et l'agent infectieux et la voie d'absorption, notre savant collègue me paraît rapprocher singulièrement sa théorie de celle que l'école allemande et que M. Verneuil professent relativement à la pyohémie ; pour ceux-ci, comme pour M. Alph. Guérin, la plaie fournit le poison et l'absorbe ; il n'y a de différence, entre les deux manières de voir, que dans la généralisation de la théorie septicémique, que l'école allemande étend jusqu'à la fièvre traumatique. Cependant, M. Alph. Guérin a l'instinct d'une étiologie plus médicale et plus large; mais poussé par la contradiction qui lui est opposée, il a rapetissé et comme mutilé l'idée première qui l'a inspiré. Cette idée, c'est celle d'infection miasmatique, c'est celle d'un typhus chirurgical d'origine miasmatique.

Eh bien ! il ne peut, pour l'unique besoin de répondre à une objection, réduire cette idée à celle d'un empoisonnement par les liquides altérés, secrétés et absorbés à la surface d'une plaie; il ne peut sacrifier ainsi toute l'étiologie miasmatique qu'il invoque; il ne peut supprimer les miasmes organiques que l'accumulation des blessés engendre, dont l'air des salles infectées se charge, et que l'absorption par les voies pulmonaires entraîne incessamment dans le torrent circulatoire. Ces voies, toujours ouvertes, fournissent aux miasmes organiques une porte d'entrée autrement large et sûre que celle que peut fournir une plaie, souvent étroite ou soustraite au contact de l'air extérieur. La théorie pathogénique de M. Alph. Guérin repose sur une vue juste, celle que les milieux infectieux constituent une des causes étiologiques les plus puissantes dans la genèse de l'infection purulente; à cette idée se rattache celle de la contagion de la pyohémie, contagion qui, comme toutes les contagions typhiques, s'exerce par la contamination de l'air ambiant. Que notre collègue n'amoindrisse aucune de ces conditions étiologiques, afin de rendre à la plaie un rôle équivoque qui le ramène au giron des théories allemandes. Pour nous, la suppuration locale est une condition essentielle de la pyohémie, et la pathogénie de cette affection redoutable doit d'abord reposer sur cette condition primordiale ; mais cette condition, nous le montrerons, n'est en rien celle de fournir à un poison local une porte d'entrée spéciale, et sans laquelle ce poison ne saurait pénétrer dans l'économie.

Messieurs, je ne me condamne jamais au rôle de critique, sans regrets; et je n'éprouve aucune des satisfactions ingrates qu'il peut procurer. Je ne m'y résous qu'en vue d'un ensemble de vérités auxquelles il faut faire la place qui, dans ma pensée, leur est due. J'arrive maintenant à ces vérités, et me voici en face de ce but dont la poursuite est ma légitime excuse. Je désire que les forces ne me trahissent pas.

La fièvre traumatique, nous l'avons vu, a pour condition pathogénique fondamentale le concours de l'organisme tout entier aux actes préparateurs de la réparation traumatique. La vie locale des parties lésées s'émeut, se transforme, et entre en un travail profond qui, en se réfléchissant et en puisant dans l'économie, suscite la fièvre traumatique. Celle-ci est comme un témoignage que la vie du tout souffre et réagit dans la vie de la partie atteinte.

Mais bientôt le travail local s'organise, prend sa forme définitive, la plaie se couvre de bourgeons, la suppuration s'établit. A ce moment, la fièvre traumatique se calme et s'éteint par degrés; la vie générale paraît se désintéresser des actes traumatiques locaux; la sécrétion purulente, qui est l'acte majeur et essentiel, semble s'isoler et appartenir à la partie lésée. Il n'en est rien, et la sécrétion du pus demeure un fait essentiellement et primitivement général. Elle a besoin, pour s'accomplir dans des conditions normales et réparatrices, du concours absolu de tout l'organisme; et ce concours, pour être efficace, veut le calme et l'harmonie de toutes les fonctions. C'est à ces seules conditions que le travail médicateur d'une suppuration plastique peut s'effectuer sainement et librement. Que le moindre trouble vienne impressionner l'organisme, qu'il subisse un accès fébrile, que les fonctions de nutrition s'affectent, que des souffrances morales, graves ou durables, atteignent le blessé et toute l'œuvre traumatique locale se trouble, s'arrête, rétrograde même; les bourgeons charnus s'affaissent et pâlissent, la suppuration s'altère et tarit, la plaie prend un aspect mauvais. C'est que ce n'est pas la plaie qui fait le pus, c'est le blessé tout entier, c'est sa vie plastique, fondement de toutes les fonctions ou vies particulières de l'individu. Or, la vie plastique a besoin que rien ne vienne distraire ou opprimer ses forces, pour que, silencieusement, elle puisse les tourner toutes à l'œuvre absorbante et déprimante de la pyogénie. Toute émotion, toute déviation, toute faiblesse primitive ou acquise de la vie plastique est une condition de trouble pour l'activité pyogénique, une source de compromission pour la réparation traumatique, de danger même pour le blessé.

La vie plastique n'a point d'organe ou de centre distincts; elle émerge de l'organisme entier; tout en part, tout y aboutit. Cependant elle a sa représentation plus spéciale dans l'humeur nutritive fondamentale, dans le sang. Le sang, c'est la vie plastique coulante, si j'ose emprunter à Bordeu une image célèbre. C'est donc dans le sang que doit se trouver le témoignage visible du concours de l'organisme à l'activité pyogénique. La plaie qui suppure emprunte au sang les matériaux propres du pus; et cela quelle que soit la physiologie pathologique adoptée sur la suppuration, que l'on accepte celle de Virchow ou plutôt que l'on se range à celle émise par Conheim, que sont venues confirmer les observations de MM. Vulpian et Hayem. Que les globules du pus soient dus à une prolifération des éléments du tissu dit conjonctif, tissu que j'appellerais plus volontiers tissu primordial, ou, pour mieux encore exprimer sa fonction, tissu générateur commun; ou que ces globules sortent directement de la masse du sang à travers une sorte de déhiscence des capillaires sanguins; dans l'un comme dans l'autre cas, c'est le sang qui fournit les éléments nécessaires à cette prolifération précipitée ou à cette accumulation et à cette séparation de leucocytes à travers les vaisseaux capillaires. Chez le blessé, le sang est donc dans un état pathologique, que cet état soit ou non appréciable à nos moyens d'investigation. Et, de fait, les plus récentes observations tendent à prouver ou rendent très-probable une exagération dans le nombre, et par conséquent une hypergenèse des globules blancs dans le sang de l'individu qui suppure. Je citerai à cet égard un fait du plus haut intérêt et presque démonstratif de la thèse que j'avance, qu'un très-distingué collègue des hôpitaux, M. le docteur Brouardel, relatait dans la séance de la Société médicale des hôpitaux du 9 décembre 1870. M. Brouardel nous signalait dans le sang des varioleux convalescents, alors qu'ils allaient subir la série, souvent si longue, des abcès secondaires, une accumulation tout à fait insolite de leucocytes. Cette accumulation n'était pas un simple reliquat de la variole antécédente ; non, car dans les cas heureux où les abcès secondaires ne devaient pas apparaître, on n'observait aucune exagération dans le nombre des globules blancs; quand ces abcès étaient imminents, alors seulement se manifestait cette hypergenèse de leucocytes ; si bien que, celle-ci une fois constatée, on pouvait prédire l'apparition future des abcès sous-cutanés. Ce fait ne prouve-t-il pas que l'organisme prépare dans le sang la sécrétion pyogénique ? Si, chez le blessé qui suppure, cette hypergenèse des leucocytes est plus difficile à démontrer, cela tient sans doute à ce que la suppuration, par sa continuité, par son flux incessant, soustrait à mesure la plus grande part des leucocytes incessamment produits et renouvelés ; ils ne peuvent ainsi s'accumuler, de façon à apparaître plus nombreux, sous le champ du microscope ; mais la réalité du travail pathologique qui les forme n'en subsiste pas moins (1).

Ce travail pathologique, cette leucocytose pyogénique ont été d'ailleurs constatés dans le sang même des blessés, alors que, par suite de troubles graves, la fonction médicatrice s'arrêtait dans la plaie, que celle-ci se flétrissait et se desséchait, que des frissons survenaient et que la pyohémie se déclarait. Dans ces cas, le sang examiné a souvent présenté une augmentation anomale dans le chif-

(1) Je ferai remarquer combien les idées de Conheim sur l'inflammation et sur la genèse des globules blancs du pus, idées qui tendent à prévaloir de plus en plus, sont favorables aux notions de pathogénie que j'expose ici. Rien ne démontre mieux combien tout l'organisme prend part au travail local du traumatisme, que la genèse des leucocytes, qui loin de s'opérer dans la partie qui suppure, s'opère dans l'ensemble du système circulatoire. L'action locale semble se borner à une sorte d'attraction et d'accumulation locales des leucocytes, et à leur sortie ultérieure des vaisseaux capillaires où ils se sont accumulés. Mais l'hypergenèse des leucocytes demeure un fait général, et le témoignage irrécusable que l'organisme concourt tout entier au travail morbide que le traumatisme suscite. Il y a donc, chez tout blessé qui suppure, un état anormal du sang. La pathogénie des accidents généraux du traumatisme peut-elle l'ignorer, ou n'en pas tenir compte ?

fre des globules blancs ; et ce sont les leucocytes ainsi accumulés qui ont fait croire à la pénétration du pus en nature de la plaie dans le sang. La théorie de la phlébite, comme cause de l'infection purulente, s'est longtemps appuyée sur cette prétendue pénétration. Aujourd'hui la lumière s'est faite sur ces points, sans que cependant elle ait conduit à la vue même de la réalité.

La vie plastique et le sang du blessé sont donc en un état permanent, quoique caché, de suractivité, d'hypergenésie, je dirai presque de fermentation. Aussi, comme tous les états pathologiques, forment-ils un équilibre instable, que le moindre choc ébranle. Cet équilibre varie d'ailleurs suivant les individus : les uns dont les humeurs sont fortement et sainement constituées, dont la plasticité est énergique et résistante, supportent, sans presque la ressentir, la suractivité pyogénique. D'autres, dont les humeurs cèdent aux moindres causes de dissociation, dont la vie plastique est nativement faible ou minée par de mauvaises conditions hygiéniques, supportent mal le surcroît de travail imposé à leur organisme; ils sont voués d'avance à tous les accidents, à toutes les complications traumatiques. Nous verrons bientôt quelles sont les conditions étiologiques favorables ou défavorables au maintien d'une bonne plasticité ; nous nous bornons, pour l'instant, à signaler cette instabilité variable de l'équilibre pathologique chez le blessé : nous le voyons toujours prêt à fléchir, à tomber d'oscillation en oscillation, et parfois le moment arrive où il cède définitivement pour ne plus se relever.

Or, qu'advient-il lorsque cet équilibre pathologique est troublé, lorsque la suractivité pyogénique du blessé est déviée de son évolution normale? Il arrive alors ce qui survient toujours en pareil cas : c'est que, vaincue, la partie saine de l'organisme est entraînée dans le tourbillon morbide; la maladie s'assimile par degrés l'organisme; celui-ci se transforme bientôt; il ne conserve plus rien d'hygide; il est absorbé, converti dans le mode morbide qui s'est emparé de lui; plus rien de sain ne subsiste; une certaine apparence organique peut sembler se dérober à cette conquête du mal; en puissance, sinon dans le fait visible, la conquête est complète. C'est ainsi que, à un moment donné, le cancéreux devient tout cancer, le tuberculeux tout tubercule, l'arthritique tout rhumatisme ou tout goutte, le syphilitique tout syphilis, le typhique tout typhus. De même le blessé pyogénique peut devenir tout pus; la pyohémie est créée.

Mais nous ne sommes encore qu'au début, qu'à l'assise première de la pathogénie de l'infection purulente : il nous faut pénétrer plus avant dans ce vaste sujet. Les maladies que nous venons de citer sont des maladies très-spéciales, diathésiques ou spécifiques; elles ne peuvent donc avoir qu'une façon de tourner à elles et de conquérir l'organisme; leur expression la plus haute et ultime n'est que la conclusion directe de leur forme première; ce sont des maladies complètes, achevées dès leur apparition. Il n'en est pas de même de la suractivité plastique de la fonction pyogénique du blessé. Quoique accidentel et temporaire, cet état conserve une physionomie commune et presque physiologique. Sa déviation peut donc se manifester sous plusieurs formes pathologiques; c'est à l'observation clinique à caractériser ces formes. Voici ce qu'elle nous a montré :

En premier lieu, la fonction pyogénique du blessé est surexcitée, mais sans que sa forme primitive et commune soit absolument dénaturée. La vie plastique saine n'est pas tout entière entraînée, quoiqu'elle entre déjà dans le mouvement morbide; elle résiste, et son pouvoir conservateur et médicateur domine la perturbation accidentelle de la pyogénie normale. La pyohémie qui survient demeure, dans ces cas, commune; elle contracte le caractère inflammatoire simple, qui est le caractère commun de la pathologie. C'est là ce que j'appellerai la pyohémie commune. Les cas n'en sont pas rares, et il n'est pas de médecins et de chirurgiens qui n'en aient observé. J'en pourrais mentionner plusieurs exemples; j'en indiquerai un seul, pour montrer ce que j'entends par fièvre purulente ou pyohémique commune : celui d'une femme entrée à l'hôpital Cochin pour un phlegmon de la fosse iliaque; la collection purulente fut ouverte au-dessus du pli de l'aine; quelques jours après, frisson, fièvre pyohémique; un phlegmon sous-deltoïdien se déclara; dès que la fluctuation parut, je pratiquai de bonne heure une ouverture et une contre-ouverture, et je passai un drain d'une ouverture à l'autre, les symptômes inflammatoires tombèrent, la fièvre céda, l'état général se releva, et, malgré le pronostic grave que j'avais porté, la malade guérit du phlegmon primitif et du phlegmon secondaire. C'était non une véritable infection purulente, mais une fièvre pyohémique commune; et c'est à ces formes communes de la pyohémie qu'il faut rapporter, suivant moi, la plupart des cas d'infection purulente guérie avec ou sans sulfate de quinine; tels sont, en particulier, les cas relatés au début de cette discussion par notre collègue M. Broca.

Les accoucheurs observent fréquemment la pyohémie commune. A celle-ci se rattachent, en effet, les phlegmons que présentent si souvent les femmes en état puerpéral; on sait à quel point l'état de l'accouchée est pathologiquement semblable à celui d'un blessé; on a été jusqu'à les assimiler pleinement; l'infection purulente n'a pas de représentation plus exacte que la fièvre puerpérale ou typhus des accouchées; ces rapprochements se peuvent poursuivre jusque dans la pyohémie commune des accouchées. Les cas de guérison de fièvre puerpérale appartiennent pour la plupart à la pyohémie commune, ou encore à des inflammations communes par voisinage ou contiguïté de tissu. La guérison de la fièvre purulente grave ou de la pyohémie infectieuse et maligne des accouchées est aussi problématique que la guérison de la véritable infection purulente.

Les médecins, enfin, observent aussi la pyohémie commune : pour n'en citer qu'un exemple des plus fréquents, les abcès consécutifs de la variole que sont-ils, sinon la manifestation d'une fièvre purulente commune? État pyohémique du sang, fièvre nouvelle, surgissant au milieu du calme d'une convalescence commençante, et annonçant les abcès rapides et multiples qui vont se disséminer dans tout le tissu cellulaire sous-cutané, c'est là le tableau le plus achevé de l'état pyohémique, et comme la transition de la forme commune à la forme grave et maligne. Que d'exemples analogues d'abcès multiples ou successifs n'observe-t-on pas dans la pathologie infantile surtout, et qui tous relèvent de l'état pyohémique commun!

La pyohémie commune n'est pas toujours exempte de danger, quoique le pronostic en soit généralement favorable; il est des cas où la mort survient; mais la gravité est alors due non au caractère propre de la maladie, mais à l'abondance et à la durée des suppurations, qui amènent l'épuisement général, ou à une complication fortuite. Il en est tout autrement dans la pyohémie infectieuse dont il nous reste à parler.

Billroth dit quelque part que l'infection purulente est une forme maligne et spéciale de la fièvre traumatique; je ne sais à quel point cette proposition peut être tenue pour exacte, au vu des théories allemandes; car il n'y a entre l'empoisonnement septicémique de la fièvre traumatique et celui de l'infection purulente qu'une différence de degré, et une telle différence ne peut fournir ni malignité ni spécialité d'un état à l'autre. Mais la proposition du pathologiste allemand devient exacte en la modifiant ainsi : l'infection purulente est une forme maligne et spéciale de la pyohémie; elle est l'état malin de l'activité pyogénique qui existe chez tout blessé. Sous des influences étiologiques que nous déterminerons bientôt, le mouvement pyogénique normal et médicateur s'altère, se pervertit, dénature la masse entière des humeurs; l'organisation saine et vivante ne résiste plus; elle passe toute à la maladie, et celle-ci, en acquérant ce degré de puissance, se détermine, s'achève, contracte le caractère spécifique. L'activité pyogénique semble devenir l'activité fondamentale et unique de l'organisme; la vie plastique pousse tout à la purulence; le sang devient pus, ou engendre du pus partout.

Voyez, en effet, ce pyohémique : ses poumons, son foie, ses reins, ses cavités séreuses, ses vaisseaux, tous les foyers de sa vie viscérale et nutritive se contaminent de pus; celui-ci se dépose de ci, de là, en collections grandes ou petites; ici à l'état d'infarctus préparatoire, là à l'état d'abcès achevé, en nombre plus ou moins considérable; mais qu'importe le nombre? Alors qu'il n'y aurait qu'un seul de ces abcès, l'organisme n'en serait pas moins, en puissance, tout conquis au pus. Aussi de quelle nouvelle et insolite façon se forment les dépôts purulents! Il n'y a plus ici de ces phénomènes inflammatoires locaux, préparateurs et organisateurs, en quelque sorte, du dépôt de pus, témoignage de la résistance et de l'action de la vie commune; non, le pus se dépose silencieusement, sans gonflement des tissus, sans douleur transmise par les nerfs de la partie, et ce dépôt s'opère rapidement, d'un jour à l'autre, sans aucune préparation visible, à l'insu du malade et souvent de l'observateur; tant le pus est le liquide naturel de ces organismes dont la plasticité est devenue purulente, tant il coule de source dans ces tissus, tant son contact passe inaperçu dans ces milieux qui lui appartiennent! En même temps, la physionomie du malade revêt un caractère si spécial et si accentué, qu'à son seul aspect on peut souvent dire d'un blessé : il s'infecte de pus; des frissons intenses et répétés se déclarent, frissons que les théories allemandes nous donnent comme un témoignage de l'entrée de doses successives d'un poison traumatique.

Je ne connais pas d'empoisonnement où chaque dose de poison amène son frisson; mais je sais que toutes les perturbations rapides et profondes de l'organisme s'annoncent par un frisson; je sais surtout que toutes les fois que l'organisme fait du pus dans les viscères ou dans les cavités internes, ou dans la profondeur des membres, il prélude à ce travail pyogénique par des frissons répétés. Le frissonnement est le symptôme propre de la purulence; et lorsqu'il vient à manquer, c'est d'ordinaire qu'il s'agit de malades tombés déjà dans une prostration telle, que tout sentiment interne et toute réaction sont éteints chez eux. La stupeur typhique et le délire succèdent bientôt aux premiers symptômes de la pyohémie maligne, et la mort termine fatalement une vie dont toutes les fonctions convergent à la pyohémie. Le pronostic est donc funeste sans réserve; quand la pyohémie guérit, c'est qu'elle n'est ni maligne, ni spécifique. Sans faire de cercle vicieux, et en se rapportant à l'observation clinique qui marche si bien de concert avec les données vraies de la pathogénie, on arrive à cette conclusion; celle-ci d'ailleurs n'a rien de décourageant pour l'art; car, jusqu'à la défaite, il y a parfois à espérer que l'on a affaire à la pyohémie commune non maligne, et dès lors l'art doit tendre à maintenir et à préserver cet état, où la maladie est curable.

J'ai dit de la pyohémie maligne qu'elle était spécifique. Et, en effet, lorsque la maladie s'élève à ce degré de formation et de puissance qu'elle entraîne à elle et s'assimile pleinement la vie, cette maladie est ou diathésique, s'il s'agit d'états chroniques, ou spécifique, s'il s'agit de maladie virulente ou aiguë. La pyohémie maligne, qui rentre dans ce dernier ordre des maladies aiguës complètes, est de soi spécifique et infectieuse. Tout l'organisme est acquis au pus, toutes ses fonctions sont pyogéniques, tous ses produits, exhalés ou non, sont spécifiques, sollicitent à la purulence maligne l'organisme sain qui les absorbe. La contagion, par exhalation et absorption miasmatiques, ne s'explique pas dans les théories septicémiques importées d'Allemagne; il faut ici un empoisonnement direct par poussées et doses successives à travers la plaie; la pyohémie maligne, telle que nous la concevons, aboutit au contraire et naturellement à la septificité. Il n'est pas nécessaire pour cela de la supposer née de causes spécifiques, d'une contagion préalable; nous avons démontré (1) que la spécificité, contrairement aux opinions reçues, avait son caractère essentiel, non dans l'intervention d'une cause spécifique comme cause productrice de la maladie, mais dans la génération de produits spécifiques par la maladie, que celle-ci soit née de causes communes ou de causes spécifiques. Cette vérité de pathologie générale reçoit ici une application nouvelle; la pyohémie maligne chez l'homme, née de causes communes, comme la morve chez le cheval, s'élève à la spécificité et peut devenir génératrice de miasmes morbigènes.

Mais, par cela que la pyohémie maligne engen-

(1) Chauffard, *De la spontanéité et de la spécificité dans les maladies.* Paris, 1867.

dre des produits spécifiques, il est évidemment des cas où ces produits absorbés provoqueront la maladie. Dans ces cas, la pyohémie maligne, ne naissant plus de causes communes, semble reconnaître une autre pathogénie. Il n'en est rien; car nous avons établi, dans ce même ouvrage, que la cause spécifique, dans son action, n'était nullement directe et rigoureusement déterminante; elle ne faisait jamais que solliciter, provoquer la spontanéité vivante; celle-ci demeurait toujours maîtresse et cause véritable de la génération morbide. La pyohémie maligne, provoquée ou non par une cause spécifique, reconnaît donc toujours, dans sa genèse et dans son évolution, les mêmes conditions pathogéniques; il lui faut toujours pour point de départ un organisme en activité pyogénique, en travail médicateur d'un traumatisme et par conséquent une plaie suppurante; un organisme sain demeure insensible à toutes les sollicitations spécifiques de la pyohémie; il n'est pas dans les conditions voulues pour l'engendrer (1).

Si, dans les salles de nos hôpitaux, où la pyohémie maligne sévit en permanence, cette terrible affection provient souvent de l'infection spécifique, il est des cas non moins fréquents, où elle naît sous l'influence d'autres causes non spécifiques.

(1) Je ne traite ici que l'infection purulente chirurgicale; je fais mes réserves pour l'infection purulente dite spontanée. Ce dernier sujet est étudié dans l'*Étude additionnelle,* qui forme la dernière partie de cet ouvrage.

Ainsi, par exemple, dans ces ambulances nombreuses, que les combats autour de Paris ont si promptement remplies de blessés, l'infection purulente s'est aussitôt déclarée; sous l'action de quelles causes sont survenus les premiers cas, alors qu'aucun produit spécifique n'avait pu pénétrer dans les milieux où étaient réunis les blessés? Ici se présentent les conditions si justement accusées de l'encombrement, de l'accumulation des blessés dans les mêmes salles. L'action de ces causes, que l'on pourrait appeler causes infectieuses communes, par opposition aux causes infectieuses spécifiques, cette action désastreuse vient hautement confirmer les données de la pathogénie nouvelle que nous exposons.

En effet, où se trouvent les conditions de résistance de l'organisme à l'entraînement pyohémique? Uniquement dans le bon état des humeurs. Que les humeurs soient fortement et sainement plastiques, que le sang soit inaltéré dans sa vie, dans sa crase et dans ses forces constitutives, qu'aucun principe morbide ne l'ait pénétré et préparé à une dissociation funeste, et le blessé pourra accomplir sûrement son œuvre de réparation traumatique, il pourra supporter sans péril le travail de pyogénie qui retentit et remonte jusque dans ses humeurs. Mais si ses humeurs ont déjà subi quelque atteinte qui compromette leur plasticité, le danger devient grand. Or, il n'est pas de condition antiplastique plus fâcheuse que celle de l'encombrement et de l'infection commune qu'il amène. Les humeurs altérées par cette infection sont prêtes à toutes les dégradations; elles cèdent à toutes les perversions pathologiques; affaiblies dans leur constitution vivante par un principe de désorganisation latente, cette désorganisation éclate sous l'influence des modifications intimes que la pyogénie nécessite en elles. L'encombrement est donc une cause prédisposante des plus efficaces de la pyohémie maligne. Il en est surtout ainsi lorsque cet encombrement est produit par une accumulation de blessés. Le blessé, même celui qui n'est pas pyohémique, est hostile à son voisin blessé; de la surface des plaies et des pièces de pansement baignées par le pus s'échappent des miasmes qui, confinés dans un même lieu, infectent l'air dans lequel ils séjournent, fermentent et s'altèrent. L'infection par l'agglomération des blessés est ainsi bien près de perdre le caractère commun et de devenir spécifique. De là l'utilité des tentes et des baraquements, où les blessés sont réunis en petit nombre, où l'air circule librement et est incessamment renouvelé.

Il n'y a pas que l'encombrement et l'agglomération des blessés qui soit une cause de dégradation plastique des humeurs, et qui prédispose à la pyohémie maligne ; il y a le séjour dans les grandes villes, soit lorsque celui-ci est habituel et que l'individu n'en connaît pas d'autre, soit lorsque le séjour est récent, mais qu'il s'agit d'un individu quittant les champs ou le village pour entrer dans une grande ville. Une cité populeuse est, à bien dire, comme un immense baraquement, constamment rempli d'une masse humaine, agglomérée, parquée sur d'étroits espaces où l'air est confiné, imparfaitement renouvelé, où s'établit une atmosphère artificielle, profondément viciée, et viciant fatalement tous ceux qui la respirent. On peut affirmer que la plasticité de tous ceux qui vivent dans les grandes villes, surtout des nouveau-venus, et de ceux dont la condition sociale est malaisée, est sourdement minée, et qu'elle offre une proie facile à la pyohémie maligne. Aussi, malgré tous les soins, malgré les conditions d'installation dans lesquelles on placera le blessé des grandes villes, malgré même son transport momentané à la campagne, il ne sera pas à l'abri de l'infection purulente. Il faudrait, pour le préserver, l'envoyer à l'air libre des champs un an avant l'opération qu'il doit subir pour que ses humeurs pussent s'y renouveler et y retrouver la force plastique perdue. De la sorte, le transport à la campagne mériterait la confiance que quelques chirurgiens lui accordent trop aisément.

Ai-je besoin maintenant d'expliquer comment et pourquoi la pyohémie maligne est inconnue aux populations des campagnes et des petites villes, pourquoi elle n'a pas de prise sur ces organismes dont la plasticité demeure dans sa vigueur première, inaltérée et résistant à tous les ébranlements? Si rien ne peut expliquer cette préservation, suivant les théories allemandes, si le poison traumatique doit pénétrer à travers les plaies de l'habitant des campagnes comme de l'habitant des villes, il n'en est plus de même lorsque la cause de la pyohémie est placée dans l'organisme lui-même, dans les actes spéciaux que le traumatisme suscite en lui; dans ces cas, les forces propres de l'organisme règlent tout, sa préservation comme sa déchéance morbide.

Les causes infectieuses ne sont pas seules antiplastiques. A côté d'elles, quoique bien distinctes, il faut placer les influences morales tristes; que leur intervention soit subite, comme les terreurs brusques, ou de mauvaises nouvelles annoncées au blessé; ou qu'elle soit persistante et durable comme le sont les passions tristes, la nostalgie, le découragement, les réflexions sombres sur l'avenir. Rien, en effet, n'abaisse plus puissamment la vie plastique que les dépressions morales; rien n'est plus propre à faire échouer cette énergie vivante qui a à poursuivre l'œuvre instable et délicate des réparations traumatiques. Toutes ces causes, quoique de source bien éloignée, concourent donc au même but, la malignité imprimée à l'état pyogénique. Et cet état produit, la maladie devient infectieuse et spécifique, que l'infection et la spécificité soient ou non intervenues comme cause provocatrice dans sa genèse.

Nous avons montré par quel enchaînement

naturel la symptomatologie et l'étiologie de la pyohémie maligne se lient à la pathogénie véritable de cette affection, et cela sans avoir besoin d'invoquer des exceptions, sans réserver aux explications de l'avenir une longue suite de faits obscurs ou contradictoires. Nous pourrions étendre cette démonstration, et des points essentiels ou principaux aller aux détails secondaires, aux faits accessoires. Ce serait un travail inutile, le premier contenant en soi le second. Nous nous bornerons à quelques remarques sur les rapports de la pyohémie maligne avec la fièvre traumatique, et sur les enseignements que nous livre la pathologie comparée.

La chirurgie française avait jusqu'ici considéré comme nuls les rapports de l'infection purulente avec la fièvre et les autres accidents fébriles traumatiques. L'école allemande a poussé ces rapports jusqu'à l'identité de nature, n'acceptant, entre ces états morbides divers, que des différences de degré. La vérité n'est ni d'un côté ni de l'autre; nous croyons que notre doctrine pathogénique la traduit dans sa réalité, sans exagérer ni affaiblir les rapports existants. La fièvre traumatique, en effet, et la pyohémie maligne, qui sont les extrémités opposées des accidents traumatiques généraux, ont leur commune raison d'être dans la participation que l'organisme vivant du blessé prend aux actes réparateurs que le traumatisme suscite. Ici, la participation est normale, presque physiologique, dominée par les forces saines de l'économie, par une vie plastique harmonique et forte; là, la participation est marquée d'un caractère funeste, l'économie saine est vaincue, la plasticité est entraînée dans une dissociation invincible et multiple. Entre ces deux extrêmes se place la pyohémie commune, avec ses formes et sa gravité variables, qui sert de transition entre la fièvre traumatique pure et la pyohémie maligne ; de façon qu'une suite non interrompue d'accidents et de faits morbides conduit de l'une à l'autre le pathologiste et le clinicien. Mais cet enchaînement des choses n'affaiblit en rien le caractère essentiel de la pyohémie maligne. Il l'affermit, au contraire, en l'expliquant, et le montre sous son jour véritable. Dans la fièvre traumatique et la pyohémie commune, la vie lutte et même organise son triomphe, malgré tous les ébranlements; la pyohémie maligne, c'est la vie entraînée et se précipitant à sa perte. A ce moment, l'ordre primitif des choses est transformé, et la modalité vivante contracte une essence nouvelle.

« C'est le propre des théories solides de n'avoir rien à craindre des recherches exactes postérieures à leur promulgation, et tout au contraire d'y puiser des forces nouvelles. » Ces paroles, écrites par M. Verneuil à l'occasion du discours de notre éminent collègue, M. Bouley (1), expriment une vérité dont je suis depuis longtemps convaincu, et

(1) Bouley, *Bull. de l'Acad. de médecine*, 1871. Tome XXXVI, p. 150.

que confirme éloquemment le spectacle des ruines accumulées dans notre science, par les théories hâtives nées de quelques faits expérimentaux. J'accepte donc ces paroles, et je leur trouve une application immédiate dans les faits intéressants apportés dans cette discussion par M. Bouley. Deux grands herbivores, le bœuf et le cheval, sont, le dernier très-sujet à l'infection purulente, le premier rebelle à cette affection, et la contractant très-rarement. En même temps, M. Bouley signale entre les deux espèces animales ces différences pathologiques : le cheval possède une plasticité très-faible, toutes ses plaies suppurent inévitablement et longtemps, il a une tendance extrême à faire du pus ; le bœuf, au contraire, résiste énergiquement à la suppuration ; ses humeurs, fortement plastiques, se refusent à se convertir en pus ; ses plaies, se recouvrant de simples exsudats plastiques, ne suppurent ordinairement pas. Peut-on imaginer un rapport plus manifeste entre la faculté pyogénique et l'infection purulente? Ici, faculté pyogénique très-prononcée, pyohémie très-fréquente ; là, les conditions sont toutes deux inverses. Cela ne conduit-il pas à supposer qu'il y a entre la faculté pyogénique et la pyohémie des relations de cause à effet ? Et cela n'est-il pas la confirmation la plus directe de la pathogénie exposée par nous? Qu'est la pyohémie, en effet, sinon la représentation pathologique et déviée du travail pyogénique normal que le traumatisme soulève ? Nous ne saurions imaginer un supplément de démonstration plus convaincant que celui que la pathologie comparée est venue nous offrir. Et cet appui, la pathologie comparée ne le fournit pas pareillement aux théories allemandes; car ce n'est pas le pus qui est le véhicule de la septicémie, suivant ces théories; tous les liquides sécrétés à la surface des plaies, surtout ceux qui sont altérés, les détritus moléculaires qui se séparent à la surface de la division traumatique, voilà les véhicules, ou mieux, voilà le poison traumatique; et un tel poison existe aussi bien chez le bœuf que chez le cheval. La disposition pyogénique générale n'y change rien; elle ne rend pas l'empoisonnement plus facile.

La pathogénie de la fièvre traumatique et celle de l'infection purulente, que j'oppose aux conceptions allemandes, offrent un caractère philosophique et médical dont je tiens à les marquer avant de finir. L'une et l'autre, en effet, relèvent absolument de la spontanéité propre de l'organisme. C'est l'organisme vivant qui conçoit et conduit la fièvre traumatique et son évolution; c'est lui qui se fait pyogénique, qui engendre le pus en son sein vivant et dans la plaie qui lui est attachée, c'est lui enfin qui se transforme et passe soit à l'état pyohémique commun, soit à l'état pyohémique malin. Cette marche ascensionnelle de la maladie, l'organisme blessé l'opère de lui-même, par ses seules forces, par son activité physiologique et pathologique, par ses facultés génératrices qui, de l'impression morbide, montent jusqu'à la création de la maladie achevée et spécifique.

Et quand j'invoque ici la spontanéité organique, je n'entends pas invoquer, comme on le répète trop souvent, un pouvoir capricieux et sans règle. Agir spontanément n'a jamais signifié agir sans cause, mais trouver sa cause en soi; et trouver en soi la cause effective de ses actes, n'est en rien supprimer les causes occasionnelles et provocatrices. Les occasions et provocations morbides, au contraire, sous-entendent toujours une spontanéité à laquelle elles s'adressent; sinon les unes et les autres seraient causes effectives et déterminantes. Ces vérités presque banales, si ordinairement méconnues en médecine, étant préalablement fixées, nous le disons, la fièvre traumatique et l'infection purulente sont des maladies spontanées du blessé, la première trouvant sa raison d'être dans l'état morbifique essentiel soulevé par le traumatisme, la seconde reconnaissant un ensemble varié de causes occasionnelles ou provocatrices dont les plus importantes sont l'encombrement, le séjour dans les grandes villes, les influences morales tristes et déprimantes.

En regard de cette spontanéité, créatrice de la maladie, nous placerons la passivité dans laquelle la pathogénie allemande maintient l'organisme blessé. Un poison sécrété à la surface des plaies, ou dû à l'action nuisible de l'air, pénètre dans l'économie et l'infecte. Ici l'organisme ne crée pas la maladie, il la subit; il n'engendre ni la fièvre traumatique, ni l'infection purulente; celles-ci sont des empoisonnements, des faits de provenance externe et non interne. Ce ne sont donc pas des maladies vraies, telles que la pathologie les conçoit; ce sont des accidents toxiques, comparables en quelque sorte aux accidents traumatiques; il n'y a de réelle différence entre eux que celle qui résulte des agents lésants et de la lésion produite. Mais, dans l'un comme dans l'autre cas, l'organisme est passif devant l'atteinte morbide; il est lésé et détruit, ou seulement ébranlé par la lésion; celle-ci reste le fait primitif et majeur.

Cette opposition que je signale entre la conception pathologique vraie qui répond à la spontanéité morbide, et la fausse qui répond à la passivité, se rencontre toutes les fois que, au lieu de demander l'idée pathogénique à l'observation entière et clinique de la maladie, on va la demander à une expérimentation quelconque sur les animaux vivants. Il faut le savoir, l'expérimentation ne pourra jamais livrer que la raison d'un fait isolé, d'un symptôme, au plus d'un groupe de phénomènes morbides; jamais elle ne livrera la raison d'une maladie entière, d'une affection proprement dite; parce que, pour avoir la raison de celle-ci, il faut remonter jusqu'à la vie elle-même, que jamais l'expérimentateur ne rencontrera sous ses instruments d'analyse. Voilà pourquoi la méthode expérimentale, qui peut nous fournir une source si abondante de vérités, fournit aussi une source inépuisable d'erreurs, lorsque l'on prétend lui demander ce qu'elle ne peut donner, la raison vivante d'une maladie. Elle mettra toujours l'état passif là où règne l'état actif; elle substituera toujours une étiologie de convention à la réalité étiologique; elle effacera, en un mot, la spontanéité organique et son œuvre incessante. Ces vérités de pathologie générale devraient être inscrites dans tous les laboratoires, pour en chasser les illusions dangereuses qui y naissent. Elles préviendraient ce flot d'assertions mobiles et contradictoires qui embarrassent le mouvement ascensionnel de la médecine contemporaine, et inondent d'opinions téméraires les faits acquis par les progrès continus de l'observation. Mais prévoir et prévenir, remonter aux causes pour arrêter les effets, n'est guère le propre de notre époque irréfléchie et troublée, où les sens dominent, où les passions entraînent, où l'intelligence universelle est si étrangement affaiblie.

Messieurs, en terminant ce long exposé, je songe malgré moi à l'accueil qui l'attend. Je ne me fais aucune illusion à cet égard. La pathogénie que j'ai défendue devant vous n'est pas importée d'Allemagne; elle ne repose pas sur des inductions téméraires, tirées de quelques faits expérimentaux; elle n'apporte pas quelques-uns de ces raisonnements physico-chimiques que l'on prend si volontiers pour guide dans l'ordre vivant et pathologique; non, elle est uniquement fondée sur le riche et inépuisable fonds de l'observation clinique, exploré à la lumière des simples et grandes vérités traditionnelles de la médecine. C'est dans la méditation de ces vérités que j'ai vu, sur ce point-là comme sur tant d'autres, se lever des lueurs nouvelles qui m'ont fait, je crois, pénétrer plus avant dans le sens intime et réel des choses vivantes. La faveur présente n'est guère acquise à cette direction de la science. On lui refuse l'intelligence du progrès : on la traite souvent en ennemie; le doute et le sarcasme ne la ménagent pas. Cependant, je lui demeure de plus en plus attaché; et j'ose librement produire les fruits de mon obscur travail. C'est que je ne lui dois pas seulement ces fruits mal nourris : je lui dois, par-dessus tout, une conception générale qui m'a fait, de la médecine, une science grande et forte, vivant de sa vie propre, dominant les sciences auxquelles elle emprunte sans rien perdre de son autonome virtualité, grandissant et se développant sans cesse, mais sachant résister à toutes ces manies de théories changeantes et de spéculations arbitraires, à tous ces allers et retours de systèmes et d'erreurs, qui ont couvert le sol médical de tant de ruines. Je ne voudrais pas devoir un seul jour de succès et de popularité à la gloire d'ajouter une ruine, dans l'avenir, à toutes les ruines du passé.

IV. — DE L'OSTÉO-MYÉLITE SUPPURÉE ET DE L'INFECTION PURULENTE.

Messieurs, je ne prolongerai pas longtemps des débats qui, sans être épuisés, pourraient peut-être lasser l'Académie, que d'autres questions et d'autres travaux sollicitent. La parole de M. Gosselin (1) a une si haute autorité que, si je gardais absolument le silence, j'aurais l'air de déserter une cause que je crois toujours celle de la vérité. Qu'il me soit donc permis de tenter une brève défense : je le ferai avec le sentiment de déférence que je professe bien haut pour les travaux si nombreux et si utiles de mon contradicteur actuel, pour sa personne, à laquelle j'ai voué le plus sincère et le plus respectueux attachement.

M. Gosselin a adressé, à ceux d'entre nous qui ont pris part à cette discussion, un reproche commun, celui de n'avoir pas fait intervenir dans les débats l'étude de l'ostéo-myélite suppurante ai-

(1) Gosselin, *Bulletin de l'Académie de médecine,* Paris, 1871. Tome XXXVI, page 582 et 620.

guë. Il semblerait que la pathogénie de la fièvre traumatique et de l'infection purulente soit intimement liée à l'étude de l'ostéo-myélite aiguë, et que l'on ne puisse les séparer sans manquer à l'observation clinique, à la logique des faits.

Pour qu'il en fût ainsi, une condition serait indispensable : à savoir, que la fièvre traumatique et que l'infection purulente ne s'observassent jamais que dans les cas où la plaie intéresse les os. Or, quelque importance que M. Gosselin prétende donner à l'ostéo-myélite suppurée, il ne peut cependant méconnaître que la fièvre traumatique et l'infection purulente ne lui sont pas exclusivement attachées; elles existent sans elle, chez les animaux comme chez l'homme. Cela seul suffit à justifier ceux qui vont chercher, dans les conditions générales de toute plaie, et non dans les seules conditions des plaies des os, la raison d'être des fièvres bénignes ou graves que le traumatisme soulève.

Mais enfin y a-t-il, d'un côté, une telle fréquence, et de l'autre une telle rareté, qu'il en résulte un de ces faits saillants qu'il faut absolument interroger? et peut-on accepter comme tout à fait exact le tableau que M. Gosselin retrace en ces termes? « Vous voyez maintenant, nous dit-il, en quoi diffèrent les plaies n'intéressant que les parties molles : elles ont aussi des putridités dans leur première période; mais, la source osseuse manquant, ces putridités sont moins abondantes, et probablement moins délétères. En même temps la fièvre traumatique manque, ou, si elle vient, elle est légère et essentiellement bénigne. Les putridités consécutives manquent tout à fait et avec elles l'infection purulente. On n'observe les unes et les autres qu'exceptionnellement, dans les cas où une grosse veine se trouvant en voisinage de la plaie est devenue le siége d'une phlébite putride, ou bien dans ceux où, la cavité étant profonde, comme dans les suppurations articulaires, le pus séjourne et croupit d'autant plus facilement. »

Vraiment, dans les plaies des parties molles, voit-on toujours absence ou bénignité pareilles de la fièvre traumatique? Dans ces plaies, l'infection purulente manque-t-elle tout à fait, ou ne peut-elle survenir que dans les cas exceptionnels où une grosse veine voisine contracte une inflammation putride, et dans ceux où la plaie intéresse les articulations? S'il n'y a pas de grosse veine pour s'enflammer, ou de cavité articulaire pour retenir un pus croupissant, ne saurait-il y avoir de pyohémie fâcheuse? De telles assertions bouleversent tout ce que j'ai jusqu'ici vu et cru. Non, et, qui ne le sait, la fièvre traumatique et l'infection purulente peuvent atteindre tous les blessés, ceux dont la plaie est large et profonde, ou superficielle et peu étendue. Ici, la fièvre traumatique respectera un amputé de la cuisse, malgré la lésion de l'os long le plus considérable du squelette; et, là, l'infection purulente frappera un homme vigoureux dont la plaie simple aura à peine dépassé l'épaisseur du derme. Ce sont des faits d'observation vulgaire que M. Gosselin connaît, à coup sûr, bien mieux que moi, et qu'il ne semble oublier dans les paroles que j'ai citées que pour donner plus de relief, sans doute, aux lésions suppurantes des os que nous avions négligées. Eh bien! nous pouvions et nous devions négliger ces dernières lésions dans l'étude générale de la fièvre traumatique et de l'infection purulente. Ces manifestations morbides ne sont pas un accident propre aux plaies osseuses; pour ma part, j'aurais cru compliquer un sujet déjà si complexe, et étendre démesurément un sujet déjà si étendu, si j'eusse fait intervenir sans raison majeure la suppuration aiguë des os longs.

Mais, aux yeux de mon savant collègue, cette raison majeure existe : « Les partisans des théories septicémiques doivent, en effet, trouver dans cette ostéo-myélite les plus puissants arguments; » pour moi, M. Gosselin m'en prévient amicalement, « je ne ferai qu'obscurcir davantage mon exposé déjà un peu nébuleux, si je veux essayer de faire concorder mes idées avec la suppuration aiguë des grands os de notre économie. »

Les arguments si puissants qui déposent en faveur de la septicémie et de sa fréquence dans les lésions osseuses, sont : l'abondance et les mauvaises qualités des poisons médullaires, l'absorption qui les fait passer dans le torrent circulatoire. Ces arguments sont bien voisins de ceux que M. Verneuil invoque pour toutes les plaies, qu'elles intéressent ou non le squelette; il n'y a de nouveau que la qualité plus particulièrement délétère du poison médullaire signalé comme un poison presque spécial. Ce poison plus délétère, M. Gosselin avoue qu'il ne peut pas plus le montrer que le poison moins délétère qui provient des parties molles lésées. Quant à l'absorption de ce prétendu poison, elle n'est guère plus prouvée que le poison lui-même. Pour moi, le pouvoir absorbant des plaies ne prouve nullement que les plaies absorbent les liquides qu'elles sécrètent, du moins qu'elles absorbent ces liquides tels quels, et que ceux-ci entrent dans la circulation dans le même état que celui où ils sont à l'état libre et à la surface de la plaie (1).

Ces arguments, malgré leur puissance annoncée, se résument donc en une double hypothèse. Cela n'infirmerait pas leur valeur, si les hypothèses émises se trouvaient en harmonie avec tous les faits cliniques, si, surtout, elles ne trouvaient pas, dans ces faits, d'irrésistibles contradictions. Mais cet examen, cette mise en regard des hypothèses septicémiques et de l'observation clinique, nous les avons déjà institués dans nos deux précédents dis-

(1) Au début de notre *Étude additionnelle,* nous donnons à l'examen de cette question capitale, au point de vue des théories septicémiques, tous les développements qu'elle comporte.

cours : nous avons vu à quel point les hypothèses et les faits se heurtaient. Cette lutte, où l'hypothèse nous a paru vaincue, on peut la recommencer, point par point, contre l'ostéo-myélite suppurante aiguë ; il n'est pas une des raisons que nous avons alléguées contre l'origine septicémique de la fièvre traumatique et de l'infection purulente en général, que l'on ne soit en droit d'invoquer à nouveau contre l'origine septicémique de la fièvre traumatique et de l'infection purulente particulièrement liées à la suppuration aiguë des os. Or, cette partie de notre argumentation, M. Gosselin ne l'a pas même effleurée ; nous n'avons pas à la défendre ; elle n'a pas été attaquée. Jusqu'à nouvel ordre, il nous est permis de la tenir pour valable, et nous la croyons telle.

Est-ce à dire que l'ostéo-myélite suppurée n'exerce aucune influence notable sur les accidents traumatiques ? Il est loin de ma pensée de le soutenir. Elle donne à la fièvre traumatique un caractère insolite de gravité, ou plus souvent elle est déterminée par la gravité même du mal ; elle prédispose, elle entraîne à l'infection purulente. M. Gosselin est un observateur trop fidèle et trop sagace pour qu'il y ait à contester ce qu'il a vu ; sur ce point, il ne rencontrera pas de contradicteur. Mais n'y a-t-il que l'hypothèse septicémique pour expliquer ces faits d'observation ? Ne peut-on imaginer d'autres rapports, des rapports plus simples et plus naturels entre l'ostéo-myélite et les accidents généraux graves qui surgissent à la suite? J'admire à quel point les partisans de la septicémie ont la facilité d'oublier toutes les autres circonstances du traumatisme, pour ne voir, des yeux de la foi, que le poison qu'ils accusent, et que son entrée en nature dans les voies circulatoires. Eh quoi! cette ostéo-myélite, qui vient compliquer un traumatisme déjà profond et profondément perturbateur, n'est-elle rien par elle-même, en dehors du poison délétère qu'elle va, dit-on, fournir? N'est-elle pas, à elle seule, et tout poison futur à part, n'est-elle pas une aggravation redoutable d'un mal déjà grave? Qu'est-il besoin d'autre chose que de sa propre présence pour expliquer la tournure funeste que va prendre l'évolution du traumatisme? Cela n'y suffit-il pas? Et l'histoire tout entière de la pathologie ne dépose-t-elle pas dans le sens de cette interprétation, peu savante peut-être et peu neuve, mais qui me semble droite et juste. Quoi d'étonnant que ces troubles et ces lésions à longue portée, survenant du côté de la plaie, centre rayonnant du mal, impressionnent, déroutent l'économie tout entière et impriment un caractère malin au travail pathologique qu'elle a conçu?

Une telle explication fait-elle aux vues de l'esprit et à l'hypothèse une plus large part que celle qu'il faut leur faire en se rattachant à l'idée d'un poison médullaire pénétrant dans le sang? M. Gosselin l'affirme. Cependant cette explication repose sur des vérités d'une évidence banale, et il faut bien moins d'efforts pour y atteindre que pour imaginer tout un empoisonnement spécial. Il en est si bien ainsi, que M. Gosselin a prévu l'interprétation qu'il condamne. Elle se présentait, en effet, d'elle-même, quoiqu'elle tînt à cet ensemble nébuleux que je n'ai pu, malgré mon désir, rendre suffisamment clair. Il l'a prévue et s'efforce à l'avance de la repousser. « Il voudrait savoir, nous dit-il, comment cette harmonie sympathique et ce consensus aboutissent à une si dangereuse perturbation lorsque les os aboutissent au travail suppuratif. Qu'on ne me dise pas, ajoute-t-il aussitôt, que la vie est plus profondément atteinte dans le cas où les os ont éprouvé une solution de continuité ; car je renverrais à nos fractures sans plaie, qui, si comminutives qu'elles soient, si violente qu'ait été l'action traumatique, ne sont suivies le plus souvent d'aucune fièvre et se consolident sans dérangement notable de la santé. »

Les discussions ont leurs surprises ; je ne puis dissimuler celle que j'éprouve devant une pareille fin de non-recevoir. Pour qu'il fût permis de s'y rendre, il faudrait que les situations mises en présence fussent comparables, au moins dans leurs traits essentiels. En quoi le travail qui s'opère dans une fracture sans plaie peut-il se comparer au travail des fractures avec plaie extérieure ? L'un reste un travail d'exsudation plastique, que l'inflammation ne vient jamais dénaturer, de bourgeonnement presque sain et physiologique des extrémités fracturées, sans tendance à la purulence, à l'ostéo-myélite suppurante ou non ; c'est une œuvre de réparation accomplie comme par une suractivité salutaire de la nutrition normale. Et l'on prétendrait soumettre cette sorte de reconstruction organique aux mêmes lois, aux mêmes conditions de réaction générale que la plaie avec fracture, où l'œuvre de réparation va être si laborieuse, si lente, si facile à altérer, où tout est pathologique et anormal, où tous les rapports vivants doivent se transformer pour aboutir à la suppuration des parties molles et des os !

Non, les plaies ouvertes des os longs soulèvent dans l'économie un consensus morbide sans analogie avec celui que provoquent les fractures fermées ; il y a d'un côté un travail pyogénique profond qui manque absolument de l'autre. Et il en est ainsi, même dans les cas réguliers, dans ceux où nulle complication ne survient, où les os qui suppurent ne participent que dans la mesure voulue à un travail qui demeure médicateur. Mais combien la différence s'accroît et arrive à des extrémités d'éloignement, lorsque les os fêlés, contondus ou s'enflammant sous des conditions plus ou moins appréciables sont atteints d'ostéo-myélite suppurante aiguë, diffuse ou limitée ! Alors véritablement l'art est bien près d'être vaincu, la vie d'être entraînée à la purulence, la pyogénie de se convertir en pyohémie maligne : et c'est un tel état que l'on veut mettre en regard de la fracture sans plaie ! Où trouver, en pathologie, des cas moins comparables ?

Ne vois-je, ici, la nature qu'à travers des nuages ? Cela est possible ; mais j'aurais voulu, pour m'éclairer, autre chose qu'une accusation générale, toujours facile à émettre. J'aurais désiré que mon éminent collègue eût montré où et comment je suis obscur ; et que, aux lieu et place de ces obscurités, il eût apporté les lumières de la raison et de la démonstration. C'est, à mon sens, la seule manière de procéder en science ; il convient peu de porter des condamnations sur parole et en bloc ; on doit les préciser. Dans ma longue discussion sur la septicémie, je n'ai jamais avancé une critique sans la justifier par des preuves ; je n'ai pas accusé gratuitement, je ne m'en reconnaissais pas l'autorité. J'ai recherché l'autorité des faits, de l'observation, de la clinique ; avec cette autorité, j'ai avancé. La voie que je m'étais tracée était modeste, mais sûre.

Je ne puis suivre M. Gosselin dans tous les détails du tableau composé par lui en clinicien consommé, et qui nous a montré l'ostéo-myélite suppurante dans toutes ses phases. Il insiste surtout « sur une sorte de mort locale et partielle qui est comme un effet ultime de l'action traumatique, et par suite de laquelle un contact intime se trouve établi pendant un certain temps entre les produits de la mort et les produits de la plaie qui restent vivants. C'est une mort partielle, que la formation d'escarres aux dépens de tous les tissus de la plaie ; c'est une mort partielle, que cette décomposition putride du sang sorti de ses vaisseaux et séjournant sur la plaie, » et de même pour l'altération putride de la graisse médullaire. M. Gosselin ajoute que je ne puis mettre sous vos yeux les deux ennemis qu'il place en présence. « Ces deux ennemis, dit-il, je vous les indique bien plus clairement : ce sont, d'un côté, le travail de destruction, de l'autre le travail de réparation. Dans toutes les solutions de continuité suppurantes, ils se trouvent en présence. »

Je l'avoue, messieurs, je comprends mal cette lutte, et je ne sais où saisir ces deux ennemis qui se dressent l'un contre l'autre. Je ne trouve d'ennemi véritable que celui qui frappe, que l'agent qui blesse. La blessure faite, je ne vois des deux côtés, du côté de la plaie, comme du côté de l'organisme, que des efforts harmoniques et convergents. Élimination des escarres, du sang putréfié, établissement progressif de la suppuration, tout cela appartient à l'œuvre réparatrice. La nature vivante ne continue pas l'œuvre de l'agent destructeur; elle ne se met pas en révolte contre elle-même. Que son œuvre soit difficile, qu'elle puisse être troublée par les circonstances extérieures, ou qu'elle chancelle et avorte par les mauvaises dispositions du sujet, je n'y contredis pas ; mais cela n'établit pas deux forces hostiles en présence. Celui qui déblaye son terrain, et relève sa maison ruinée, ne lutte pas par cela même contre un ennemi; il a des obstacles à surmonter, une somme de forces à dépenser, voilà tout. Je ne puis comprendre autrement le traumatisme et l'œuvre vivante qui le suit. Il serait certainement préférable, pour un organisme blessé, que la guérison se pût opérer dans tout cet appareil local si délicat, et sans cette participation générale de l'être, qui se montre si instable, si aisé à émouvoir. Mais nous ne sommes pas les maîtres; la nature a ses procédés immuables dont nous devons étudier et surveiller l'exécution; nous ne pouvons les changer, quant au fond, pas plus que nous ne pouvons nous donner une autre vie et d'autres organes. Nous sommes comme nous sommes, comme le veut notre place dans l'immense échelle des êtres. Nous en occupons le sommet, et, à cette élévation, nos facultés, notre puissance, mais aussi nos misères et nos faiblesses, s'accroissent en proportion. Les unes nous font payer les autres; nous perdons en résistance et en solidité ce que notre constitution organique nous fait gagner en sensations, en perceptions, en passions, en intelligence.

Quant à ces morts partielles, à cette décomposition du sang sorti de ses vaisseaux, que M. Gosselin voit à l'état de poison rentrant dans le sang pour l'infecter, j'avoue que je suis moins effrayé que lui de leur action nocive, et je ne les accuse pas de tous les phénomènes morbides, concomitants ou consécutifs. Nous aussi en médecine, nous observons des morts partielles, en contact avec les parties vivantes, accompagnées de toutes les conditions imaginables de putridité, et accompagnant les états putrides les plus manifestes; et nous ne les accusons ni d'engendrer l'état putride qui les produit, ni même d'y ajouter une putridité nouvelle. Je citerai en exemple les escarres, souvent si larges et si profondes, qui surviennent dans le cours de la fièvre typhoïde. Sanie fétide, sang extravasé et putréfié, tissus mortifiés, putridités organiques de toute provenance, tout semble grandir la puissance délétère de ces escarres; et cependant, souvent marche avec elles une convalescence excellente, quoique, certes, il n'y ait pas d'organisme plus disposé à l'absorption que celui d'un convalescent; et si la maladie suit une marche progressive et fatale, il n'y a pas à s'en prendre à une absorption putride par la surface vivante en contact avec les parties mortes, mais au caractère grave et insurmontable de la maladie première et dernière. Tel est le spectacle que nous avons souvent sous les yeux. Je ne puis m'empêcher de remarquer combien il concorde peu avec les théories septicémiques; et je cherche en vain pourquoi la septicémie, si facile d'un côté, se montrerait si insaisissable de l'autre.

Toutefois, M. Gosselin n'est pas sans émettre quelques réserves. « Je n'ai pas, nous dit-il, la prétention de tout expliquer. Il va sans dire que je ne prétends pas attribuer à un empoisonnement toutes les fièvres des blessés. J'ai toujours fait une différence entre la fièvre traumatique légère et la fièvre traumatique grave. Je veux bien que la première appartienne à la catégorie des fièvres ordinaires, ou fébriphlegmasies; c'est la seconde seulement que j'attribue à la septicémie primitive. »

Ici, je l'avoue, mon embarras devient extrême. Je désirerais que M. Gosselin eût fait le départ des fièvres traumatiques légères et des graves. Je voudrais savoir pourquoi il en est de légères, où il n'y a ni poison formé, ni absorption toxique; et comment on prouve que, dans les graves, il y a poison et absorption. Je ne puis à moi seul trouver la raison de ces différences. Je comprends, et j'y ai insisté dans ma première communication, pourquoi une fièvre de réaction commune s'élève, suivant le cas, prématurément ou tardivement, vive ou faible, bénigne ou grave; mais je ne sais comment il peut se faire que des plaies de même étendue et de même apparence donnent naissance, ici, à une fièvre septicémique, là, à une fièvre purement inflammatoire et commune; pourquoi il y aurait des putridités dans un cas et point dans un autre; ou encore, pourquoi, avec des putridités manifestes, il y a souvent une fièvre traumatique insignifiante, et avec un état imputride une fièvre traumatique intense. Et ces contradictions, fâcheuses pour la théorie, se rencontrent non-seulement dans l'étiologie de la fièvre traumatique, mais aussi dans l'étiologie de l'infection purulente, la forme dernière et achevée des fièvres septicémiques.

Ce n'est pas tout; mon embarras va croissant lorsque j'entends M. Gosselin, répondant à M. Bouvier, déclarer que « la septicémie et la pyohémie peuvent se développer spontanément, sans traumatisme extérieur, sans influence de l'air, comme on l'observe dans l'ostéo-myélite, dans l'ostéite épiphysaire des adolescents, dans la périostite phlegmoneuse diffuse, et dans les abcès putrides qui se montrent pendant la convalescence des fièvres graves. » Oui, cela est vrai, la pyohémie spontanée s'observe et cela non-seulement dans les cas cités par M. Gosselin, mais en d'autres où elle est primitive, fièvre purulente d'emblée. Je n'ai pas voulu précédemment aborder ce sujet difficile, malgré l'appui que je devais y trouver, parce que cet appui ne m'était pas nécessaire, et qu'élucider un problème encore si contesté eût exigé des développemente tels, que je ne pouvais les ajouter à ceux déjà si longs que j'étais obligé de fournir. Je m'en tiens à la déclaration de M. Gosselin, et je demande comment elle peut s'accorder avec les exigences logiques des théories septicémiques. Où sont ici les conditions de la septicémie ? Où sont les parties mortes, ces détritus moléculaires, ces petits caillots extravasés, cette graisse altérée au contact de l'air, qui couvrent de putridités la surface de la plaie, et dont la résorption engendre la fièvre et l'infection ?

M. Gosselin prétendra-t-il que le pus de ces ostéites phlegmoneuses et de ces abcès internes est de soi putride et infectant ? Mais ce pus putride, c'est l'organisme seul qui le fait ; rien d'étranger n'y concourt : il sort du sang, il est le produit direct de la maladie. Or, une maladie qui aboutit directement à des produits putrides est d'origine et de caractère putrides ; les effets révèlent leur cause ; la cause génératrice d'un produit résume en elle toutes les qualités du produit. La maladie primitive est infectieuse si les produits sont infectieux ; elle n'est pas engendrée par un pus putride, elle engendre ce pus ; et toute la maladie, du début à la fin, conserve le même caractère pathologique. La pyohémie peut donc se développer spontanément, M. Gosselin le reconnaît. Mais pourquoi limiter ce développement spontané au cas où il n'y a pas de plaie extérieure ? pourquoi, quand cette plaie existe, la pathogénie doit-elle changer ? Que la plaie soit une provocation, une sollicitation pressante à la pyohémie, nous le concevons, et nous en avons donné la raison ; mais, cette provocation manquant, toute la genèse de la pyohémie doit-elle se transformer par cela même ? Ce qui était vérité dans un cas va-t-il devenir une erreur dans l'autre ? Non ; nous ne croirons cela que contraint et forcé, et en soupçonnant que la vraie raison des choses nous échappe ; car nous savons la nature avare de causes, avare de procédés, et féconde en résultats ; et nous savons surtout que, pour des résultats identiques, elle ne va pas déployer des modes différents d'action.

Allons plus loin dans cette voie. Veut-on savoir l'un des faits pathologiques qui me paraissent le plus rebelles à cette idée d'intoxication par des produits extérieurs et entrant par absorption dans l'organisme? c'est celui-ci, que cette intoxication prétendue témoigne sa présence et son action par du pus, par les abcès dits métastatiques; et que le pus et les abcès sont partout ailleurs des produits spontanés de l'organisme, alors même qu'ils se développent autour d'une épine irritante. Un poison engendre des manifestations propres, se traduit par des effets spéciaux, par des altérations directement et chimiquement produites sur nos tissus et nos humeurs. Mais il n'aboutit pas à un travail pathologique de forme commune, à un produit complexe, très-déterminé et très-achevé comme le pus, résultat ordinaire d'une élaboration morbide spontanée. Le pus lui-même de la pustule variolique a, dans son aspect, dans sa formation, dans son siége, quelque chose de spécifique qui le sépare du pus et surtout de l'abcès commun; et cependant il provient d'une maladie virulente vraie qui possède une incubation longue, qui provoque toute une évolution fébrile, qui, en un mot, est une fièvre, et qui en tout ceci demeure bien distincte d'une intoxication. Mais un empoisonnement qui a pour trait de déposer du pus commun et pur au sein des parenchymes, dans les cavités séreuses, dans le tissu cellulaire, procède d'une façon contraire à tout ce que la toxicologie même la toxicologie putride enseigne. Si la spontanéité morbide, mise en jeu par les conditions mêmes de la plaie, peut fournir une explication des phénomènes de cette pseudo-intoxication, il sera vraiment médical de s'en rapporter à elle. La spontanéité est une maîtresse majeure en fait de maladie, et nous ne savons pas encore tout ce que nous pouvons demander à son pouvoir créateur.

Est-ce à dire que cette spontanéité soit jetée dans le vide, et qu'elle passe comme un fantôme au-dessus du monde extérieur, sans en ressentir le moindre choc, la moindre pression, sans que rien rayonne de lui vers elle? Loin de moi une telle pensée; je ne conçois la spontanéité qu'enveloppée de provocations à l'action. J'ai montré avec soin comment toutes les conditions étiologiques qui nuisent à la bonne plasticité des humeurs conduisaient à l'infection purulente; je n'ai pas à y revenir. Cependant, M. Gosselin n'attache pas à ces conditions étiologiques la même puissance que nous : « Ce sont de bien petites causes, nous dit-il, pour de si grands effets. » L'intoxication septicémique lui semble bien autrement apte à produire les désordres mortels qui marquent l'infection purulente. Ici, encore, je dois poser d'expresses réserves. Ce ne sont pas de petites causes que celles qui tiennent aux conditions étiologiques dans lesquelles vit ou a vécu le blessé; il n'en est pas dont l'action morbifique soit plus profonde et plus efficace ; il n'en est pas qui soient plus étroitement en rapport avec les effets produits, alors surtout s'il s'agit de provoquer un organisme dont le mode vivant est déjà si troublé, si chancelant, demeure péniblement, comme nous le disions, à l'état d'équilibre instable.

L'étiologie contient la prophylaxie, et, croyons-nous, la meilleure part de la thérapeutique. Appuyée sur elle, nous ne pensons pas que l'on accuse justement notre doctrine de conduire à l'inaction et au fatalisme thérapeutique. Il n'est pas un précepte utile auquel elle n'invite, soit qu'il s'agisse de l'hygiène générale du blessé dont elle fait valoir la haute importance, soit qu'il s'agisse des soins à donner à la plaie locale, plaie dont il faut chercher par-dessus tout le bien-être, parce que le bien ou le mal-être de la partie deviennent le bien ou le mal-être du tout.

J'ai promis d'être bref, et il est temps de songer à cette promesse. Ne puis-je, pourtant, offrir à M. Gosselin un terrain de conciliation? Je le voudrais pour ne pas me sentir trop éloigné de lui, alors que je serais si heureux de marcher avec lui, cherchant et trouvant la vérité dans les mêmes sentiers. Ce terrain de conciliation serait celui de l'infection putride, bien distincte de la fièvre traumatique et de l'infection purulente; ce serait ensuite l'état des humeurs du pyohémique. Pour la première, et pour celle-là seulement, j'admets nettement l'infection septicémique du sang; pour l'état pyohémique, j'admets les altérations profondes du sang, qui l'entraînent presque jusqu'à la purulence généralisée. Pour moi, ces altérations du sang chez le pyohémique résultent de l'activité propre de l'organisme blessé, quoique provoquées par le travail morbide de la plaie, et par des circonstances extérieures plus ou moins nuisibles; pour M. Gosselin, elles sont passives et secondaires et résultent d'une absorption toxique. C'est une différence d'origine, l'aboutissant demeure sinon pareil, du moins comparable. C'est toujours une altération du milieu plastique et nutritif. Quant à la fièvre commune des blessés, ou fièvre traumatique, je ne puis y trouver que les altérations communes du sang, propres à l'état fébriphlegmasique, spécialisées pourtant par la tendance pyogénique qui part de la plaie pour s'universaliser dans l'organisme. Quant aux états fébriles, liés aux complications et aux inflammations secondaires des plaies, je ne puis leur reconnaître qu'une valeur symptomatique. Voilà, en quelques mots, la pathologie générale du blessé, telle que la clinique et l'étiologie me la montrent.

Cette pathologie repose-t-elle sur l'hypothèse? M. Gosselin le dit : je voudrais qu'il le prouvât. Appellerait-il hypothèses ces vérités essentielles de pathologie générale qui veulent que l'être entier souffre comme la partie, et que les fonctions pathologiques, comme les fonctions physiologiques, se préparent et s'accomplissent, non dans l'organe particulier, mais dans l'organisme un et harmonique, quoique multiple et divers ? Non, ces vérités ne sauraient être appelées hypothèses ; elles sont mille fois démontrées; ce sont les plus fécondes de la médecine; en dehors d'elles, la science de l'être vivant sombre et disparaît dans le mécanicisme. M. Gosselin ne saurait les repousser, lui qui, avec mon éminent collègue et ami M. Pidoux, professe le vitalisme organique, et déclare cette doctrine la seule acceptable dans l'état actuel de la science. Or, je n'ai fait que développer ces vérités à la lueur des faits particuliers et de l'observation clinique. Où donc est l'hypothèse? Où donc les obscurités ? Où donc les opinions que votre intelligence se refuse à comprendre ?

Je dois en finissant, messieurs, repousser la plus inattendue des accusations : j'aurais commis une insinuation de matérialisme, à l'adresse de ceux « qui cherchent le progrès de la médecine par tous les moyens que la science clinique met à leur disposition. » J'aurais donc été bien coupable et bien maladroit, car je ne cherche pas le progrès par d'autres moyens; j'ajoute même volontiers aux moyens propres de la clinique tous ceux que les sciences expérimentales nous livrent; je ne demande à ces derniers que de ne pas s'emparer de nos domaines pour y régner en maîtres trop absolus. Mais, ce qui m'étonne le plus, en tout ceci, c'est de me voir taxé d'insinuation en matière philosophique. Que mon savant contradicteur en soit convaincu, les chemins détournés ne sont pas les miens; je ne les aime, ni ne les pratique. J'ai su, maintes fois, sans rien calculer, affirmer mes convictions philosophiques, et combattre, à visage découvert, des erreurs que je considérais comme d'autant plus funestes qu'elles avaient conquis une malsaine popularité. Je n'irai pas aujourd'hui leur faire la guerre par insinuation, et cela à propos d'infection purulente. J'ai cru, en terminant l'exposé d'une doctrine pathogénique, pouvoir montrer à quel ensemble général d'idées cette doctrine particulière se rattachait; mais rien, dans cet essai très-légitime, ne pouvait se tourner en accusation contre ceux dont les théories pathogéniques différaient. Nos débats actuels ne sont pas de ceux qu'il faille transporter sur le terrain des pures doctrines et de la philosophie : maintenons-les sur celui des faits et de l'observation. Ne cherchons pas surtout des insinuations à travers les pensées de nos collègues. Il vaut mieux répondre aux raisons ouvertement données, aux critiques apportées au nom de l'observation contre des théories hypothétiques.

IV. — ÉTUDE ADDITIONNELLE

§ I. — Objections physiologiques et expérimentales contre l'absorption des liquides sécrétés ou physiologiquement versés à la surface des plaies. — Innocuité du pus, même putride, à la surface des plaies sécrétantes. — Impossibilité d'expliquer ces faits dans le sens des théories septicémiques.

Je consacrerai cette *Etude additionnelle* à de nouveaux développements destinés à donner plus de force et de clarté aux doctrines pathogéniques que j'ai présentées sur l'infection purulente. Mais avant d'aborder ces longs et difficiles développements, je désire, par l'examen d'un seul point, montrer combien sont fragiles et vaines les bases expérimentales sur lesquelles s'appuie la théorie septicémique de la pyohémie. Cette théorie repose tout entière sur la prétendue absorption par la plaie des liquides sécrétés à la surface de cette même plaie. Qu'est-ce qui prouve cette absorption? Rien. Si nous prouvons, au contraire, que cette absorption n'est qu'un leurre, que non-seulement elle n'est pas prouvée, mais qu'il est prouvé qu'elle n'existe pas, nous aurons renversé la théorie par sa base; et l'assimilation d'une plaie qui absorbe le poison, avec l'injection qui fait pénétrer ce poison sous la peau d'un animal, tombera d'elle-même.

En formulant, dans les précédents discours, des réserves formelles relativement à l'absorption des liquides exhalés à la surface des plaies, je ne m'appuyais pas uniquement sur la longue suite des faits cliniques qui repoussent une telle absorption; j'avais, en outre, en vue tous les faits physiologiques qui prouvent que les liquides sécrétés par les muqueuses à l'état sain, ne sont pas repris tels quels par ces mêmes muqueuses, et reportés dans le torrent circulatoire. Les muqueuses absorbent les poisons solubles déposés à leur surface, nullement les produits liquides qu'elles émettent. L'endosmose ne leur restitue pas ce que l'exosmose et les proliférations épithéliales de leur surface et des culs-de-sac glandulaires leur font exhaler. Ces données physiologiques avaient leur importance, tant est grande l'analogie de structure entre les membranes muqueuses et la membrane pyogénique. On obtenait ainsi une explication probable de ce que les faits cliniques nous montraient pratiquement. Aujourd'hui, nous pouvons joindre à ces données les démonstrations expérimentales les plus saisissantes; elles appartiennent à M. le professeur Chauveau, et elles sont nombreuses. Nous nous bornerons, entre plusieurs autres, à citer l'expérience du 26 novembre 1871.

Il s'agit d'un cheval portant au poitrail un séton passé probablement depuis peu. Soit parce qu'il est resté sans soins de propreté, soit à cause de ses conditions intrinsèques, ce séton exhale une odeur putride nauséeuse extrêmement pénétrante. Du reste, pas de tumeur volumineuse sur le trajet du séton, mais seulement le cordon induré, diffus, que forment toujours les parois épaissies du canal pyogénique parcouru par la mèche. Santé générale de l'animal parfaite; pouls, 32; température rectale, 37, 3/5. Une injection sous-cutanée sur le côté du cou est pratiquée à l'animal avec le pus fourni par le séton, pus recueilli à l'instant même, tamisé et dilué au tiers; l'injection est faite avec une petite seringue d'un centimètre cube de capacité. Le lendemain, tuméfaction énorme, envahissante; phlegmon gangréneux; mort de l'animal au quatrième jour. A l'autopsie, on trouve toutes les lésions du phlegmon gangréneux. Laissons M. Chauveau interpréter lui-même cette expérience :

« Voilà certes, dit-il, une expérience d'une bien remarquable signification; n'aurait-elle d'autre résultat que de montrer, avec les caractères les plus saisissants, cette différence d'action exercée par le pus, suivant qu'il séjourne à la surface des membranes pyogéniques, ou qu'il est mis en rapport direct avec les tissus de l'organisme. Il n'y a pas de fait qui puisse intéresser davantage les chirurgiens. Dans le cas présent, on le voit se produire d'une manière qui est bien propre à en faire ressortir toute l'importance. Ainsi, voilà un animal qui porte impunément, dans un canal pyogénique étroit, une masse relativement considérable de pus, s'y renouvelant sans cesse. Il n'en résulte ni irritation locale, ni troubles généraux bien sensibles. Le sujet continue de jouir d'une santé parfaite. Quelques gouttes de ce même pus sont injectées dans le tissu conjonctif sous-cutané, et l'animal (un cheval !) périt en quatre jours à peine. Ces quelques gouttes de pus provoquent une si violente inflammation, que la circulation s'arrête, des infarctus hémorragiques se forment, les tissus meurent, et que le patient succombe à l'empoisonnement causé par la résorption des produits putrides engendrés dans ce phlegmon gangréneux ! Parmi les expériences ou les observations propres à mettre en relief cette importance du rôle protecteur de la couche pyogénique, est-il un fait plus instructif (1) ? »

Dans les conclusions de son mémoire, M. Chauveau, parlant de l'action du pus putride, ajoute : « Il est à remarquer que l'humeur qui manifeste ainsi sa terrible activité séjourne impunément dans les trajets ou les cavités pyogéniques qui la sécrètent (2). »

On peut rapprocher de ces faits expérimentaux ce que nous apprend l'observation chez ces malades, dont j'ai parlé, convalescents de fièvre

(1) Chauveau, *Revue scientifique*, 27 juillet 1872, p. 85.
(2) Chauveau, *Revue scientifique*, 3 août 1872, p. 108.

typhoïde, et portant au sacrum d'énormes escarres; celles-ci se détachent peu à peu par leur circonférence, et, adhérentes encore par leur centre, elles séjournent au milieu d'un vaste et profond foyer, d'où s'exhalent du pus et des sanies putrides qui baignent incessamment des parois bourgeonnantes, souvent saignantes, hypérémiées et rouges, ou blafardes et indolentes. Que l'on essaye d'injecter les liquides qui proviennent de ces foyers gangréneux, et l'on verra quels phlegmons funestes en résulteront! Et cependant ces convalescents guérissent très-souvent, et jamais ne ressentent aucun effet de ces putridités qu'ils devraient absorber. Tous ces faits divers, expérimentaux et cliniques, ont même signification et même valeur; quels enseignements n'apportent-ils pas à tous ceux qui ne veulent pas fermer les yeux à la lumière! Que deviennent en regard les théories septicémiques qui exigent pour première condition l'absorption par les plaies des liquides qu'elles sécrètent ? Comment soutenir que l'infection purulente est due à la résorption d'un poison sécrété par la plaie, alors que nous voyons la plaie rester impunément en contact avec un liquide purulent si délétère, que quelques gouttes injectées sous la peau amènent la mort d'un cheval en très-peu de jours ?

Dira-t-on que, dans l'infection purulente, la plaie qui va résorber la sécrétion empoisonnée n'est pas dans son état normal, qu'elle est déjà altérée dans sa vitalité et dans son organisation, et qu'ainsi l'absorption, impossible dans les conditions physiologiques, devient possible dans ces conditions morbides? Mais cette altération de la plaie, d'où proviendrait-elle? Serait-elle produite par un mauvais état général? Mais alors cet état général, c'est la maladie elle-même, et s'il peut produire cette flétrissure, ce mauvais aspect de la plaie, s'il peut altérer la suppuration et lui donner le caractère sanieux et putride, pourquoi lui refuser le pouvoir d'engendrer la pyohémie elle-même? L'altération de la plaie comme manifestation locale, l'infection purulente comme manifestation générale, toutes deux survenant non pas successivement et l'une causant l'autre, mais simultanément et toutes deux comme la traduction de la même affection, tels sont les rapports naturels des choses. La pathologie du blessé reconnaît mêmes lois que l'ensemble de la pathologie; elle ne fait pas exception.

Répondra-t-on que cette altération de la plaie qui permet l'absorption est uniquement produite par des circonstances locales, irritation des tissus, déchirures petites et multipliées des bourgeons charnus par action mécanique, mauvais soins de pansement, ou autres causes particulières? Mais la clinique repousse une telle allégation. L'infection purulente survient dans des cas où nulle cause d'irritation locale n'apparaît, où la plaie est petite, bien pansée, indolente; et, d'un autre côté, cette même infection n'apparaît pas dans les cas opposés, où toute la plaie est douloureuse, irritée, parfois saignante, où des fusées purulentes viennent ajouter au traumatisme une complication pénible.

Et cette expérimentation fournie par la nature se varie à l'infini sous les yeux du chirurgien. Rien donc n'autorise à invoquer une altération purement locale des plaies comme cause de l'absorption septicémique, et comme premier acte de l'infection purulente. Les expérimentations que nous avons empruntées à M. Chauveau, celles que fournit la clinique, conservent leur valeur absolue, et nous pouvons conclure en disant : les plaies n'absorbent pas les liquides qu'elles sécrètent, et l'on ne saurait fonder sur cette absorption aucune pathogénie valable de l'infection purulente.

J'ai hâte d'abandonner ces discussions, relativement stériles, pour arriver à l'étude directe et vivante de la pathologie du blessé.

§ II. — La fièvre traumatique n'a pas un caractère utile et nécessaire. — De la véritable opinion de Dupuytren sur ce sujet. — Examen de la doctrine peu connue de Dupuytren relativement à l'infection purulente, et aux rapports de cette infection avec la fièvre traumatique.

Je n'ai rien à ajouter à l'ensemble des preuves apportées, dans mon premier discours, contre la théorie septicémique de la fièvre traumatique. Aucun des points de ma démonstration n'a été réfuté. Mon savant collègue, M. Verneuil, s'est borné à dire que mes idées sur la fièvre traumatique étaient en contradiction absolue avec celles qu'il professait, et que nous nous servions d'un langage non moins différent que nos idées. Cette séparation profonde, je l'avais accusée en entrant dans le débat : je m'étais tenu pour d'autant plus obligé de discuter une à une les idées dont je me séparais, et d'en montrer le vide et le caractère illusoire. M. Verneuil n'a pas suivi cette marche. Il s'est confié à la simple affirmation de sa doctrine. C'est prendre un parti aisé, plus aisé qu'une réfutation méthodique, alors surtout qu'on ne saurait entreprendre celle-ci qu'à la lumière fugitive et douteuse d'une vacillante hypothèse.

Toutefois, si M. Verneuil n'a pas jugé à propos de défendre la théorie septicémique de la fièvre traumatique, il a essayé, du moins, de ruiner d'un mot la notion pathogénique que j'opposais à la sienne, en disant « qu'il repoussait énergiquement l'admission d'une sorte de fièvre traumatique salutaire qui aurait pour but, suivant l'expression de Dupuytren, de préparer la guérison. Jamais la fièvre n'a été nécessaire à la guérison d'une blessure ; la fièvre est toujours un accident, un ennemi qu'il faut combattre. »

Qu'il me soit permis de le dire, cette objection banale n'était peut-être pas digne d'un esprit aussi actif et ingénieux que celui de M. Verneuil. J'ai dû la relever immédiatement. Sans aucun doute, la fièvre traumatique n'est pas nécessaire à la guérison d'un traumatisme, et il est infiniment préférable qu'un blessé guérisse sans passer par les épreuves d'un mouvement fébrile. Cette vérité de garde-malade n'avait guère besoin d'être expressément formulée; elle résultait directement des données pathogéniques que j'avais soutenues. La fièvre traumatique s'éveille à l'occasion des actes de réparation organique qui se préparent dans la plaie récente; elle est la traduction générale et éventuelle d'un travail morbide local, nécessaire et sans lequel la plaie ne saurait guérir. Elle représente ce consensus vivant qui fait que l'économie tout entière participe à la souffrance et au travail d'une partie; mais il n'en suit pas que cette fièvre soit utile ou nécessaire. Il est meilleur, au contraire, que ce consensus pathologique n'apparaisse pas sous la forme d'un mouvement fébrile, qu'il demeure silencieux, calme, uniquement réparateur. La fièvre traumatique est déjà une déviation de l'œuvre de réparation, considérée dans la partie ou dans le tout. Moins l'organisme ressent cette activité réparatrice, moins il en est troublé dans sa vie et dans ses fonctions, et mieux la curation s'assure et marche à son but. Telle est en quelques mots la pathogénie de la fièvre traumatique : où peut-on y rencontrer l'indice de l'utilité et de la nécessité de la fièvre? En quoi cette pathogénie doit-elle souffrir les reproches justement adressés à ces naturistes, naïfs plus encore qu'exagérés, toujours prêts à vanter la fièvre et ses effets salutaires, naturistes dont Werlhoff croyait devoir modérer la singulière ardeur de louanges, dans un petit opuscule bien oublié aujourd'hui, *De limitandis febris laudibus*?

Mon but principal, en rappelant cette accusation de M. Verneuil, est beaucoup moins de m'en défendre, tellement je me sens protégé contre elle, que d'en défendre Dupuytren qu'elle prétend frapper aussi. Au premier abord, M. Verneuil paraît avoir raison contre Dupuytren. Ce grand maître, en effet, commence ainsi son chapitre de la fièvre traumatique : « La fièvre traumatique ou vulnéraire est cette fièvre qui survient à l'occasion d'une blessure plus ou moins grave, et qui a pour but d'en préparer la guérison. »

La définition donnée par Dupuytren semble donc faire de la fièvre traumatique une fièvre salutaire, ayant un but utile, préparant la guérison. Mais si l'on étudie les développements ultérieurs fournis par Dupuytren, on s'aperçoit qu'il confond sous un même chef et la fièvre traumatique et le travail local de réparation à l'occasion duquel elle naît. C'est celui-ci qui a pour but la guérison; l'autre, la vraie fièvre ne s'élève que lorsque le travail local dévie, s'exagère dans son intensité, dépasse la mesure où il demeure bienfaisant et comme physiologique. La fièvre traumatique s'offre alors avec tous ses dangers, et n'a plus rien de ce caractère curateur que M. Verneuil repousse; il faut la modérer, la combattre, la réduire, l'annihiler même, si c'est possible. L'erreur de Dupuytren consiste ainsi à donner le nom de fièvre au travail local et réparateur du traumatisme, et de paraître ensuite transporter à la fièvre vraie, c'est-à-dire, générale, le but auquel elle est associée et trop souvent hostile. Voici, en effet, ce que dit Dupuytren : « Cette fièvre (traumatique) est quelquefois bornée à la partie blessée, c'est ce qui a lieu quand ces blessures ne pénètrent pas à une trop grande profondeur; mais elle est toujours accompagnée de symptômes généraux lorsque les blessures sont un peu étendues. Lorsqu'elle est bornée à la partie qui est le siége de la blessure et à son voisinage, elle se borne à produire un développement plus ou moins grand de la sensibilité, de la chaleur, et de la rougeur dans la partie affectée..... Mais dans beaucoup de cas, et par l'effet de causes variées, la fièvre locale devient générale, dans les grandes blessures et dans les grandes opérations. Cette fièvre commence avec la fluxion sanguine qui survient au bout de quelques heures dans les plaies; elle est toujours en rapport avec cette inflammation; elle se développe, s'accroît, diminue et se termine avec elle... La cause première de la fièvre traumatique étant dans l'inflammation qui suit les blessures, il importe pardessus tout de maintenir cette inflammation dans de justes bornes, afin que la fièvre n'atteigne pas cette intensité qui la rend si dangereuse » (1).

(1) Dupuytren, *Leçons orales de clinique chirurgicale,* Tome VI, chap. II.

Telle est la pensée de Dupuytren, et, bien comprise, elle me paraît plus médicale, plus fidèle à l'observation, plus rapprochée de la nature vivante que toutes les hypothèses septicémiques venues de l'Allemagne. Rien, dans ces lignes et ailleurs, ne laisse supposer que Dupuytren attribue à la fièvre en elle-même une influence médicatrice; il la voit avec tous ses dangers; et c'est par une sorte d'ellipse que sa définition présente la fièvre traumatique sous un faux jour d'utilité. Il suffit d'ajouter un mot pour restituer son véritable sens à cette définition : « La fièvre traumatique, dirait-on alors, est cette fièvre qui survient à l'occasion d'une blessure plus ou moins grave et *du travail* qui a pour but d'en préparer la guérison. » Cette définition modifiée devient conforme aux enseignements du maître; j'oserai presque affirmer que c'est celle que Dupuytren a fait entendre dans l'amphithéâtre de l'Hôtel-Dieu, et je rendrai volontiers responsables les disciples qui nous ont transmis ces leçons, d'une rédaction dont tous les termes n'avaient pas été pesés.

Les vues de Dupuytren sur la fièvre traumatique sont plus larges qu'on ne le suppose généralement. M. Verneuil attache une grande importance à établir les rapports qui unissent entre elles les fièvres qui frappent les blessés. Il professe l'unité des fièvres traumatiques. C'est là, selon lui, le grand et nouveau progrès dû à la pathogénie qu'il veut importer parmi nous. La science française n'avait nul besoin de cette importation pour voir ces rapports et saisir cette unité. Dupuytren les avait établis avec une sûreté, un sentiment des réalités cliniques, qui dépasse de bien loin tout ce que M. Verneuil a extrait des auteurs allemands. Ces rapports et cette unité ne sont pas dus pour Dupuytren à l'introduction d'un poison inconnu, et à l'invention du nom nouveau de sepsine; ils sont perçus dans l'œuvre pathologique elle-même de l'organisme en travail de réparation traumatique, dans les conditions nécessaires de cette œuvre, dans sa généralisation dont Dupuytren trace le tableau en quelques traits saisissants, et qui tous devraient être médités. Qu'on me permette de citer encore :

« Cette fièvre traumatique, dit Dupuytren, exige de la part des chirurgiens l'attention la plus soutenue; en effet, c'est presque toujours pendant son cours que se manifestent les inflammations ou les suppurations internes qui font le danger des grandes blessures et des grandes opérations, et en particulier dans les amputations, à tel point que je suis porté à la regarder comme une des causes principales de cette redoutable complication (1) ».

Voilà le rapport posé et l'unité entrevue; et, soit dit en passant, la fièvre traumatique ne paraît plus ici une fièvre salutaire. Voici dans le chapitre

(1) Dupuytren, *Leçons orales*, Tome VI, chap. II.

suivant le développement de ces rapports, la raison pathologique de cette unité :

« Comment la fièvre traumatique pourrait-elle favoriser la formation des dépôts et des infiltrations de pus ? Cette fièvre qui survient dans les plaies, au moment de leur inflammation, a pour but et ordinairement pour résultat la formation d'une plus ou moins grande quantité de pus : c'est en quelque façon une fièvre pyogénique ; elle donne aux humeurs qui affluent vers la partie malade la nature qu'elles doivent avoir pour qu'elles se convertissent en pus. Serait-il donc bien étonnant que cette disposition s'étendît au delà des humeurs qui affluent vers la partie enflammée, et que, par l'effet d'une disposition devenue plus générale, et par suite de causes sans effet sur l'état de santé, des suppurations se fissent à l'intérieur ? Qui pourrait nier que l'état de suppuration d'une partie quelconque de l'individu n'appelle dans d'autres parties de cet individu d'autres suppurations ; en un mot, que la suppuration amène la suppuration, ou produit dans nos corps des dispositions particulières qui la multiplient partout où quelque point d'irritation peut exister ? Le pus engendre le pus, disaient les anciens ; nous adoptons cet axiome en l'expliquant par les dispositions générales que détermine une suppuration locale » (1).

(1) Dupuytren, *Leçons orales*, Tome VI, chap. III, page 103.

Cette page révèle un sentiment médical profond : elle exprime, dans ses grandes lignes, la pathogénie générale de l'infection purulente, et les rapports réels de la fièvre traumatique avec la pyohémie. Si on veut bien la lire avec l'attention qu'elle mérite, on verra qu'elle n'est que l'application de l'une des plus hautes vérités de la médecine, celle de l'unité vivante et du consensus organique, qui font que nul travail morbide ne demeure enfermé dans la partie où il s'accomplit, que le tout y participe dans la masse infinie de ses particules animées ; et qu'ainsi, chez le blessé, les conditions du tout et de la partie étant pareillement modifiées, l'état de suppuration d'une partie quelconque appelle, en d'autres parties, d'autres suppurations ; et cet appel se fait sous l'influence de causes ordinairement sans effet sur l'état de santé. Le pus engendre le pus ; nous n'avons fait nous-même que développer ce vieil axiome qui domine toute l'histoire clinique du traumatisme. Nous en avons tiré la pathogénie de l'infection purulente. Cette pathogénie appartient à Dupuytren ; et elle établit entre la fièvre traumatique locale ou générale, et l'infection purulente, des rapports naturels que rien ne peut briser. Ces deux affections sont, l'une et l'autre, des maladies pyogéniques, ou liées au travail pyogénique.

Je dois avouer que j'ignorais les enseignements de Dupuytren sur ce sujet, tant ils avaient passé inaperçus. Ils étaient en avance sur l'époque où ils se produisaient; celle-ci était surtout vouée au mécanisme organique et pathologique, et il fallait épuiser, au sujet de la pyohémie, toute la série des hypothèses mécanicistes, comme aujourd'hui il faut épuiser la série des hypothèses de l'intoxication et du parasitisme. Le silence s'était donc fait sur les paroles de Dupuytren, malgré le retentissement qu'avait la clinique de l'Hôtel-Dieu. Aussi mon étonnement a-t-il été grand de retrouver dans les leçons de Dupuytren, et avec des expressions parfois très-analogues, le fond des idées pathogéniques que j'avais développées. Mon ignorance m'aura peut-être servi; elle m'a laissé plus librement aborder ces idées, et leur donner une forme et comme une croissance nouvelles; et quoique je sois heureux de les abriter désormais sous l'autorité d'un grand nom français, je ne pense pas que les avoir retrouvées en moi-même demeure un effort stérile.

Je sais que pour une jeune école chirurgicale, et peut-être pour M. Verneuil lui-même, Dupuytren ne compte pas parmi les grandes figures de la science et de l'art; c'est une gloire dont on fait bon marché, quoiqu'elle soit française et qu'elle ait été vivement acclamée. Les idées que je lui restitue sur la fièvre traumatique et l'infection purulente ne tendront qu'à la rabaisser devant ces juges un peu hautains. Mais, je puis le dire sans blesser personne, la meilleure part de la chirurgie française n'en est pas à de tels sentiments. Pour elle Dupuytren reste le grand chirurgien de ce siècle, et le prestige inouï qu'il a exercé en est le témoignage. Et ce témoignage est valable; car on ne conquiert pas de son vivant, et on ne laisse pas après soi une telle suite de disciples enthousiastes, devenus à leur tour des maîtres éminents, sans posséder ces mâles et hautes qualités de l'esprit qui donnent l'autorité, et assurent la gloire.

A l'occasion de la dernière discussion académique, un très-distingué confrère, chirurgien de l'hôpital de Ham, M. le docteur Surmay a rappelé qu'il avait dès 1853 (1), émis des idées analogues à celles que j'avais développées. Pour lui il y a un état ou fièvre inflammatoire qui, lorsqu'elle se déclare chez un blessé, prend le nom de fièvre traumatique. Lorsqu'au lieu de demeurer simple et de se terminer par résolution, cette fièvre inflammatoire du blessé passe à la disposition suppurative, elle reçoit le nom de fièvre ou infection purulente. L'infection purulente, suivant M. Surmay, n'est donc qu'un mode de l'état inflammatoire spontané ou fièvre inflammatoire. Je n'examine pas jusqu'à quel point ces idées pathogéniques sont conformes aux miennes. Cet état inflammatoire me semble à la fois trop vague et trop spécial. Je ne vois pas suffisamment comment l'auteur le rattache au travail traumatique local, et comment il dévie si fréquemment pour devenir état ou fièvre pyohémique. Mérite-t-il sous cette dernière forme de conserver

(1) Surmay, Thèse inaugurale, 1853.

le nom d'inflammatoire? Le pyohémique est-il vraiment possédé d'un état inflammatoire général? La purulence où il est entraîné est-elle l'aboutissant d'un état phlegmasique antérieur? Et dans la forme simple de la fièvre traumatique observe-t-on des caractères inflammatoires notables? A moins que tout mouvement fébrile ne soit dit inflammatoire dans son essence et dans son origine? N'est-ce pas abuser du mot inflammation que de l'appliquer à des cas si éloignés les uns des autres? Il n'importe; quelles que soient ces dissidences, je reconnais volontiers les analogies; mais M. Surmay sera à son tour obligé de retrouver dans les leçons de Dupuytren des idées analogues et antérieures aux siennes, et s'il me permet de le dire, présentées avec une précision et une justesse d'expression qui ne leur donnent pas l'unique mérite de l'antériorité. Aussi M. Surmay se félicitera-t-il, comme moi, de retrouver en Dupuytren le maître auquel il pourra rapporter la doctrine dont il s'est fait le défenseur sur les fièvres traumatiques.

Cet acte de justice historique accompli, je vais tâcher de dégager la pathogénie de l'infection purulente, telle que je la conçois, des objections principales alléguées contre elle; et de la fortifier en montrant qu'elle seule répond à de grands faits cliniques méconnus ou passés sous silence dans la discussion académique, qu'elle seule répond aux indications que présente le traitement des plaies, aux progrès thérapeutiques récemment accomplis.

§ III. — De la participation générale de l'organisme aux fonctions nutritives nouvelles suscitées par tout établissement d'un centre organique nouveau. — De la puberté. — De l'ovulation et de la menstration. — De la grossesse. — Etude comparative de la femme enceinte et du blessé. — Des conditions pareilles de l'infection purulente chez l'accouchée et chez le blessé.

La participation générale de l'organisme au travail de la suppuration locale, la tendance par laquelle, suivant l'expression de Dupuytren, la suppuration amène la suppuration et le pus engendre le pus, est le fait fondamental de la genèse vivante de la pyohémie. Ce fait est-il consacré par l'observation, peut-on en affirmer la réalité, alors même que son expression demeure silencieuse, et que cette participation générale semble latente? Quelques pathologistes pourraient en douter, parmi ceux qui subordonnent trop absolument les symptômes généraux aux lésions et symptômes locaux, et qui pensent qu'une lésion locale, traumatique ou autre, peut exister isolée et se suffisant à elle-même; et que ce n'est que par une sorte d'accident, d'action réflexe, de consensus momentané et transitoire, nullement essentiel, que la lésion locale réveille une action générale de l'économie. Cette conception superficielle et incomplète retranche de la maladie l'unité, c'est-à-dire la raison et la vie même de la maladie. Non, dans l'ordre pathologique vrai, rien ne naît ou ne subsiste comme lésion locale; tout va incessamment de la partie au tout, et du tout à la partie ; c'est un échange incessant, une communauté d'impression et d'actes, qui font que dans l'organisme tout est universel et général.

Je n'invoquerai pas à l'appui de ces notions la longue histoire des fièvres et des fébri-phlegmasies, ni celle des diathèses et de leurs manifestations locales. Sur ce terrain, je paraîtrai me donner trop facilement raison; le médecin évidemment ne saurait pénétrer dans l'intelligence de ces grandes classes de maladies, qui composent à elles seules presque toute la nosologie, s'il ne donne pour fondement à ces maladies l'idée d'unité, s'il ne sait retrouver dans chaque symptôme, dans chaque manifestation, dans chaque lésion, la maladie tout entière, l'affection générale dont la lésion et le symptôme procèdent. Je laisserai donc de côté tout l'ensemble des faits médicaux proprement dits pour appeler en témoignage des faits presque physiologiques, et plus particulièrement comparables à la situation nouvelle que fait le traumatisme à l'organisme qu'il frappe. Cette situation peut se résumer en un mot : la plaie devient le siége momentané de troubles et de modifications nutritives, le centre d'une fonction plastique et génératrice nouvelle, d'une activité physiologique spéciale, et que l'organisme ne connaissait pas avant la plaie. Ces changements de vitalité, la plaie ne peut les éprouver que dans et par l'organisme; elle est impuissante à les créer elle-même et sur place; elles lui viennent du tout vivant et générateur. Tout nous l'enseigne; et pour en avoir une éclatante confirmation, il n'y a qu'à envisager ce qui se passe alors que, par l'évolution physiologique de l'être, surviennent dans une partie, dans un système organique, des modifications fonctionnelles et nutritives nouvelles.

Voyez la puberté, par exemple, que caractérisent des modifications dans la vie nutritive et fonctionnelle des organes génitaux. Ces modifications ne sont-elles pas aussi générales que locales? Tout l'organisme ne concourt-il pas à cette nutrition nouvelle d'un système organique, et n'est-ce pas par ce concours que s'établit la fonction qui sommeillait auparavant? Est-ce au tout, est-ce à l'organe que revient l'impulsion première qui doit transformer l'un et l'autre? Qui pourrait le dire, et pourquoi poser une telle question? La partie et le tout ne sont-ils pas inséparables dans la vie commune qui les agite et les pousse? La plus étroite solidarité ne les unit-elle pas dans leur développement harmonique? Le tout domine la partie, l'unité engendre la multiplicité; cela est vrai; mais tout et partie, unité et multiplicité ne sont concevables qu'en une nécessité mutuelle qui les enchaîne; on ne saurait imaginer les uns sans les autres, parce qu'en science et en fait on ne saurait concevoir une cause dépouillée des effets qu'elle engendre et qui la réalisent.

L'organisme se modifie donc tout entier en

même temps que se transforme et se développe la vie génératrice. C'est l'individu qui devient pubère en chacun de ses organes, en chacun de ses tissus, en chacun de ses éléments. Les organes génitaux manifestent plus hautement cette transformation ; ils sont le centre et la fin de l'évolution nouvelle; mais celle-ci est générale. Aussi mesurez à quel point l'évolution de l'être est atteinte si la vie génératrice est étouffée dans son centre par l'ablation des organes génitaux? tout ce mouvement de transformation est arrêté ou rétrogradé, l'être dégénère et ne s'élève pas à la virilité parce qu'une vie nutritive et fonctionnelle locale lui est enlevée. La vie nutritive et fonctionnelle générale souffre et s'abaisse en proportion; elle a perdu cette excitation nécessaire qui la faisait concourir à une activité particulière.

Il en est ainsi à ce grand moment de la puberté où l'être atteint à son développement définitif en conquérant une activité physiologique dernière. Des faits analogues se produisent pour l'établissement de fonctions transitoires, de modifications nutritives accidentelles, encore plus rigoureusement comparables aux conditions vitales que suscite le traumatisme. Telles sont la fonction cataméniale, la grossesse, l'accouchement. Qui ne connaît les troubles si remarquables que soulèvent, dans l'organisme de la femme, l'approche et l'établissement des règles? Sensibilité physique et morale, vie plastique et nutritive, tout éprouve un retentissement souvent profond de cette fonction qui demeure pourtant si pleinement physiologique, et qui est si régulièment périodique. Ce caractère de fonction normale et à retour attendu n'affaiblit en rien l'impression qu'en ressent l'organisme. Et il ne faut pas rattacher cette impression à la seule perte hémorragique ; loin de là ; l'impression commence bien avant que l'hémorragie apparaisse ; il y a souvent plusieurs jours entre l'apparition des menstrues et les troubles internes et généraux qui les annoncent; et, par contre, ces troubles déclinent et s'effacent avant que l'hémorragie menstruelle ait cessé. En outre, il y a dans ces troubles une spécialité d'allure dont ne saurait rendre compte la seule perte de sang. C'est la fonction évolutive dont l'ovaire est le centre organique qui fait ainsi sentir son influence jusque dans les profondeurs vivantes de la femme, qui la trouble, l'émeut, et l'impressionne pour un temps, jusqu'à ce que ce travail fonctionnel s'apaise et soit accompli. La femme alors retrouve son calme physiologique, quand même les menstrues auraient encore plus ou moins longtemps à durer. C'est donc l'organisme féminin tout entier qui détermine et poursuit l'ovulation ; l'ovaire en est le centre apparent ; il y a là une double situation très-physiologiquement comparable à celle du blessé.

Mais là où le blessé trouve son semblable, c'est lorsqu'on le met en regard de la femme enceinte et de celle qui accouche. Je me hâte de le dire, cette similitude ne dépend pas, suivant moi, de ce que la femme qui vient d'accoucher porte une plaie utérine comparable à un traumatisme, à une plaie en général. Cette comparaison si souvent alléguée me paraît bien superficielle, et sur certains points, porter à faux. Une plaie ouverte et qui suppure n'offre que des analogies éloignées avec la surface interne et dépouillée de l'utérus après l'accouchement et la délivrance. Le travail de retrait de l'organe, la reconstitution d'une muqueuse utérine, l'écoulement des lochies, tout cela me paraît distinct du travail que nécessite l'établissement de la suppuration dans les plaies. Ce retour de la matrice à l'état physiologique ne va pas troubler et modifier la vie plastique de la femme, comme le travail préparatoire et effectif de la suppuration trouble et modifie la vie plastique et nutritive du blessé. Loin d'être analogues, ces deux activités physiologiques vont en sens contraire; l'une ramène le sang de la femme à sa crase normale, et le restitue peu à peu dans sa plasticité régulière et stable; l'autre altère la plasticité du milieu sanguin, modifie ou pervertit toute la vie nutritive de l'individu blessé. L'accouchée n'est donc pas un blessé en raison des conditions passagères où se trouve l'organe utérin. Mais elle est comme un blessé, et comme un blessé gravement atteint, par l'état où l'a conduite peu à peu la grossesse, par les altérations nutritives profondes, amenées chez elle par l'état gravide, lesquelles ont si puissamment retenti sur la constitution du sang de la femme enceinte.

Ici la comparaison est légitime, les analogies pressantes et tirées du fond même des choses. Aussitôt que la femme a conçu, il se fait en elle un centre nutritif, nouveau, actif, entraînant à lui la nutrition générale. Ce centre fournit à la nutrition de l'être conçu, et en même temps au développement hypertrophique de l'organe utérin. Par cette double fonction à laquelle elle doit subvenir, la vie nutritive de la femme est affectée et comme pervertie, son sang est livré à une hypergénèse continue de globules blancs; la femme enceinte devient temporairement chlorotique, et parfois presque leucocythémique. Cette chlorose peut être plus ou moins manifeste; elle existe alors même que les puissances de la vie nutritive chez la femme enceinte paraissent poussées à leur maximum. Cette pathologie du sang dans la grossesse reproduit, trait pour trait, la pathologie du sang chez le blessé, telle que nous l'avons exposée dans notre second discours. Le sang du blessé est en multiplication incessante et exagérée de globules blancs; il surabonde en leucocythes, et cela parce que le blessé et la femme enceinte sont soumis aux mêmes nécessités pathologiques. Le blessé, lui aussi, est tenu de fournir à une activité nutritive insolite; il possède un centre nouveau, la plaie, qui attire, dégage et perd incessamment des matériaux nutritifs spéciaux; la plaie, où s'organise un travail de réparation organique, est comme une génération de tissus et d'organes. Cette génération est l'œuvre et la fin du blessé, comme la génération fœtale est l'œuvre et la fin de la femme enceinte. Tout converge et coopère à cette génération; elle pénètre tout l'être, se traduit dans sa nutrition générale, se représente anatomo-pathologiquement dans la constitution plastique du milieu nutritif, le sang. Celui-ci se charge de globules blancs; il les fournit avec d'autres éléments plastiques à la suppuration; une partie est fructueusement employée aux réparations organiques dont la plaie est le siége; une autre est entraînée au dehors par une déperdition continue.

Voilà donc en quoi et comment la femme grosse et le blessé se ressemblent : ils sont en proie à des troubles nutritifs comparables, ayant leur commune origine dans des besoins analogues, malgré l'extrême différence qui sépare, en apparence, la nutrition du fœtus du travail de réparation traumatique. Aussi voyez comme parfois la femme enceinte et le blessé s'offrent avec la même physionomie, avec les mêmes habitudes extérieures : même pâleur des téguments, même langueur des traits, même apathie physique, et souvent intellectuelle et morale, mêmes besoins et mêmes désirs d'alimentation réparatrice; et enfin, pour compléter ce tableau, mêmes accidents morbides, et, parmi ceux-ci, même disposition aux thromboses, aux emboles, et enfin au plus commun comme au plus terrible de ces accidents, l'infection purulente.

Que d'analogies encore dans le mode et dans le moment d'apparition de l'infection purulente, dans les deux cas ! Ce n'est pas, en effet, durant le cours régulier de la grossesse que l'infection purulente se déclare chez la femme. L'état gravide offre un caractère physiologique, stable, de développement graduel qui se communique aux conditions générales de l'être qui le supporte. La transformation plastique du sang s'opère peu à peu, en silence, au fur et à mesure des besoins organiques qui se font sentir. Cette plasticité lentement modifiée ne tend pas à dévier de la voie physiologique où elle est engagée ; elle est maintenue et affermie dans cette voie par la fonction nouvelle qui s'accomplit, tant que cette fonction subsiste et n'est pas déracinée par un ébranlement insolite, ou par cela qu'elle est arrivée à son terme. Mais sitôt que l'accouchement vient mettre fin à cette fonction, la femme entre dans des conditions nouvelles toutes favorables à l'invasion pyohémique. La parturition avec ses douleurs, avec ses hémorragies, avec les changements brusques qu'elle provoque, avec la suppression instantanée de l'apport continu et régulier de la mère à la nutrition fœtale, avec l'établissement d'une fonction nouvelle, la sécrétion lactée, avec les pertes lochiales qui impriment au sang une modification certaine, la parturition, dis-je, change tout d'un coup les conditions physiologiques de la femme. Cette femme dont la vie plastique propre a baissé, ou du moins, a été altérée pour suffire à l'accroissement plastique de l'être nouveau, est toute préparée à des troubles graves, à la conversion purulente de ses humeurs; elle tombera en pyohémie sous les moindres provocations nuisibles, surtout si ces provocations sont de celles qui sont hostiles à la vie plastique, telles que sont l'encombrement, les qualités infectieuses du milieu, les impressions morales tristes.

C'est donc pendant la courte période où s'opèrent ces transformations subites et radicales de sa vie nutritive, et alors qu'elle n'a pas conquis l'équilibre définitif et stable dont elle jouit pendant la période fonctionnelle de l'allaitement, que l'accouchée demeure accessible à l'infection purulente. Il en est de même chez le blessé. On n'a point assez mis en relief dans la discussion académique ce double fait, si important au point de vue pathogénique, que l'infection purulente demeure étrangère aux suppurations spontanées communes, et qu'elle est un accident des plaies traumatiques récentes. Ces faits méritent de nous arrêter un instant.

§ IV. — Rareté de l'infection purulente dans les suppurations spontanées communes. Raison pathologique de ce fait. — Rareté de l'infection purulente dans les plaies anciennes. Raison de l'époque de son apparition dans les premières périodes du traumatisme. — Les théories septicémiques ne sauraient rendre compte de ces faits.

Les suppurations spontanées franches appartiennent à la pyohémie commune, et elles lui empruntent le caractère qu'elles conservent jusqu'à la guérison. Rien ne les pousse à la pyohémie maligne. Elles ne suscitent pas, dans les humeurs et dans la vie plastique générale, des révolutions brusques, susceptibles de dévier sous les moindres influences. Cette innocuité a sa raison dans l'origine pathologique de ces suppurations spontanées. Elles procèdent, en effet, d'un état inflammatoire commun qui s'est emparé franchement de tout l'organisme. Cette affection inflammatoire qui engendre les suppurations spontanées communes, a ses lois, sa direction, sa tendance pathologique. Cette direction est organiquement conçue dans un sens favorable. La suppuration, quand elle apparaît, se montre comme terminaison heureuse et solution de la maladie elle-même. Ce caractère fortement imprimé à la maladie naissante, la suit jusqu'à sa fin. La perversion pyohémique ne saurait trouver prise sur un état ainsi établi, et dont la nature lui est directement opposée.

Les suppurations traumatiques, au contraire, surprennent l'organisme en pleine santé, l'ébranlent et le tournent subitement à une vie plastique nouvelle. Avant que cette vie soit définitivement établie, avant qu'elle ait acquis de la fermeté, un équilibre stable, et en quelque sorte équivalent à un équilibre physiologique, alors s'élèvent et la fièvre traumatique et l'infection purulente. Ces états fébriles appartiennent donc aux débuts troublés du traumatisme. Mais lorsque s'est accomplie l'accoutumance de la vie générale aux conditions nutritives nouvelles qu'elle doit remplir, lorsque la plaie suppurante est devenue indolente, que ses opérations ne sont plus aussi faciles à ébranler, lorsque les tissus pyogéniques ont acquis une organisation solide et un fonctionnement résistant, alors le blessé est presque à l'abri de la pyohémie. Il en est ainsi dans les plaies qui ont passé les deux premiers septénaires. Plus on s'éloigne de l'accident traumatique initial, plus la sécurité augmente. Au début, les moindres provocations, les moindres influences fâcheuses peuvent amener la pyohémie. Plus tard ces mêmes provocations laissent l'organisme insensible. Sans doute l'infection purulente peut, à la rigueur, survenir dans les dernières périodes du traumatisme, alors que le travail de réparation, commencé depuis longtemps, semble aboutir à ses fins; mais, alors, il faut des perturbations violentes, des troubles extrêmes et imprévus, pour entraîner, hors de la voie favorable, et le travail traumatique local, et le concours général de l'organisme blessé. C'est là un nouveau trait qui rapproche le blessé de l'accouchée : chez tous les deux existent les mêmes raisons générales de pyohémie, chez tous les deux la pyohémie apparaît dans des conditions et à des moments pathologiques pareils.

Comment accorder ces faits cliniques avec la théorie septicémique de l'infection purulente? Pourquoi la fièvre traumatique est-elle un accident de premier début? Pourquoi l'infection purulente est-elle un accident des premiers temps de l'existence d'une plaie? Quelle raison en donner? Le poison traumatique disparaîtrait-il de la suppuration après les quinze premiers jours? Cependant, si on injecte dans les veines d'un chien du pus fourni par une plaie d'une existence plus ancienne, on obtient les mêmes accidents que si l'on injectait du pus fourni par une plaie récente. Si, comme le pratique M. Chauveau, on emprunte une faible quantité de pus, à odeur putride, au séton placé au cou d'un cheval ou d'un âne, et qu'on injecte dans le tissu cellulaire sous-cutané du même animal, sur les côtés du cou ou du thorax, quelques gouttes de ce pus, non pas doué de toute son activité phlogogène, mais dilué dans quatre ou cinq fois son volume d'eau, on provoque un phlegmon gangréneux du cou, alors que, sur la plaie du séton, le contact de ce pus demeure inoffensif. Les caractères toxiques du pus persistent donc, même sur les vieilles plaies devenues indifférentes pour l'animal. L'apparition hâtive de l'infection purulente reconnaît donc une autre cause que l'amendement du pus, par suite de la durée de la plaie. Cette cause quelle est-elle? pourquoi les traumatismes anciens sont-ils à l'abri de cette funeste complication? Je l'ignore. Je ne sais si M. Verneuil, plus habile que moi, pourrait sur ce point nous livrer une explication qui réponde aux exigences des faits; une seule chose est certaine, c'est que, dans ses discours, il a passé sous silence ces faits-là et bien d'autres dont il aurait dû montrer l'accord avec ses idées pathogéniques, pour donner à celles-ci des appuis moins incertains que ceux de l'affirmation pure.

Que dire, en outre, d'une pathogénie de l'infection purulente et de la fièvre puerpérale qui ne tiendrait aucun compte de la situation générale d'un organisme troublé dans l'équilibre de ses grandes fonctions nutritives, soutenant une œuvre imprévue de réparation ou de génération, œuvre toujours lourde et pénible pour l'animalité supérieure? En même temps que la vie plastique est transformée, entraînée à d'autres fins, la vie nerveuse est, de son côté, altérée dans son impressibilité et dans sa sensibilité organique. Est-il d'un esprit médical d'oublier des faits de cet ordre, qui conduisent à la maladie par des voies toutes vivantes et physiologiques, pour imaginer des théories d'empoisonnement dont on ne connaît pas le poison, et cela, parce qu'on empoisonne des chiens en poussant dans leurs veines, ou sous leur peau, une injection de pus! Et ce poison, qui, injecté, produit de si terribles ravages, reste complétement inerte alors qu'il est en contact avec les plaies qui l'émettent; et pourtant on soutient que c'est l'absorption par les plaies qui empoisonne le blessé! Le pus est un produit inoffensif dans le trajet d'un séton; on l'injecte sur le même animal, c'est un poison effrayant. La plaie du séton ne l'absorbe donc pas; et c'est néanmoins cette absorption prétendue par la plaie que l'on institue comme cause de l'infection purulente! Que d'assertions contradictoires! Quel renversement de toute logique! En quoi ce chien et ce cheval auxquels on fait subir une injection de pus, sont-ils comparables à la femme grosse, à l'accouchée, au blessé, que l'infection purulente menace? N'est-ce pas là délaisser la médecine, la maladie vraie et toute l'étiologie qui la commande, pour s'abandonner à des faits étroits, à des rapports illusoires, sous lesquels on étouffe l'observation clinique tout entière?

Combien celle-ci est plus large, plus instructive, plus féconde en leçons vivantes, si on sait les interroger et les entendre? Quelle plus riche expérimentation que celle que nous apporte la maladie? Quels moyens de contrôle plus puissants que ceux que nous livre la comparaison et l'étude des circonstances au milieu desquelles la maladie naît, se développe, se termine, poursuit sa marche régulière, ou dévie dans telle ou telle direction? Quels enseignements valent ceux de la nécropsie, poursuivie jusque dans les altérations histologiques, altérations saisies à tous les degrés d'évolution, et que l'on voit ainsi s'engendrer et finir au sein de la vie générale et pathologique de l'être ? Que l'on nous institue une pathogénie de l'infection purulente sur ces données toutes physiologiques et organiques, que l'on nous montre la maladie dans ses origines premières et à peine pathologiques, que l'on nous fasse assister à ses accroissements, à sa pleine formation, à son envahissement définitif de toute l'économie saine, mais que l'on renonce à nous imposer des théories, qui, pour s'appeler expérimentales, n'en restent pas moins fictives. Car, en général, et surtout dans le cas présent, rien n'autorise à assimiler ce que l'expérimentation produit à ce que la maladie engendre. Prétendre que de telles expérimentations reproduisent l'infection purulente, c'est en réalité déclarer que celle-ci n'est pas une vraie maladie, mais un accident toxique. Peut-on, en face du malade, en face d'un blessé qui suppure et va suppurer partout, dire que ces suppurations et les frissons qui les annoncent, demeurent étrangers aux conditions de sa vie propre, et lui viennent inopinément et sans autre raison que les accidents qui surviennent chez le chien soumis aux injections expérimentales ?

§ V. — De l'infection purulente spontanée; sa réalité clinique. — Incompatibilité entre l'infection purulente spontanée et les théories septicémiques de la pyohémie. — Identité de la pathogénie de la pyohémie spontanée et de celle qui est associée au traumatisme. — Etiologie de l'infection purulente spontanée. — Des diverses formes de fièvre purulente spontanée fournies par l'observation clinique.

En regard de l'infection purulente chez le blessé se place la grande question de l'infection purulente chez le non blessé, à laquelle on a donné le nom d'infection purulente spontanée.

Cette forme de l'infection purulente existe-t-elle? et, si elle existe, sa pathogénie doit-elle être conforme à celle de la pyohémie traumatique? Ou doit-on admettre deux pathogénies distinctes pour le même état morbide? On comprend toute l'importance de tels problèmes, et combien leur étude peut jeter de clartés sur la nature des fièvres traumatiques.

L'existence de la fièvre purulente spontanée n'est pas, à mes yeux, contestable. Tessier a eu le mérite de la mettre en lumière; depuis, la plupart des cliniciens qui s'en sont occupés sans prévention contraire, l'ont observée. M. Gosselin l'accepte; il admet des ostéomyélites spontanées, des périostites phlegmoneuses diffuses qui s'accompagnent de pyohémie, ou plutôt qui sont elles-mêmes la manifestation première et capitale de la pyohémie. M. Surmay (1) relate plusieurs cas de pyohémie

(1) Surmay, *Mémoire cité*.

spontanée. L'un surtout est caractéristique : il s'agit d'un jeune soldat de 22 ans (et c'est le plus souvent chez les soldats, ou mieux chez les conscrits que de tels faits s'observent) entrant à l'hôpital après des excès de fatigue. Il ne porte aucune trace de plaie, et cependant il présente tous les symptômes généraux de l'état pyohémique, et surtout des frissons répétés que le sulfate de quinine ne modère pas. Le coude gauche devient gonflé et douloureux ; la coloration jaunâtre de la peau prend bientôt la teinte ictérique, une douleur vive se fait sentir au niveau du foie. Les frissons violents persistent jusqu'au neuvième jour de la maladie, veille de la mort, et s'accompagnent de délire et de sueurs profuses. L'autopsie révéla la présence du pus dans le tissu cellulaire sous-cutané et entre les muscles qui entourent l'articulation du coude gauche ; cette articulation est remplie de pus ; le coude droit contient également du pus ; enfin, au centre du foie on trouve un abcès de la grosseur d'une grosse noix, et accolée à cet abcès, une branche de veines sus-hépatiques remplie de pus dans une longueur de trois centimètres environ, avec altération de la paroi interne du vaisseau.

N'est-ce pas là un type nosologique d'infection purulente ? Ajoutez à ce tableau l'existence d'une plaie extérieure, et vous avez la série complète de tous les traits de la pyohémie du blessé. J'ai observé des faits analogues, et je dirai tout à l'heure que le cadre des fièvres pyohémiques spontanées est sans doute beaucoup plus étendu qu'on ne le suppose. Mais en le restreignant aux faits semblables à ceux que relate M. le docteur Surmay, cela est suffisant pour affirmer l'existence de la fièvre purulente spontanée. Celle-ci admise, ne va-t-il pas de soi que, spontanée ou associée à l'existence d'une plaie, l'infection purulente demeure une maladie pareille, et que la pathogénie de l'une doit contenir et livrer la pathogénie de l'autre? Il faut que les conditions fondamentales de cette genèse morbide s'appliquent à tous les cas où la maladie apparaît; tout en montrant, cependant, pourquoi l'existence d'une plaie est une condition en plus qui favorise l'invasion pyohémique, de façon à la rendre incomparablement fréquente chez le blessé.

La théorie septicémique, prônée par M. Verneuil, répond-elle à ces conditions, peut-elle fournir une raison suffisante de la pyohémie spontanée ? M. Verneuil ne nous donnera pas la réponse; car il a gardé le silence sur ce grave problème de l'infection purulente spontanée.

Nous serons donc obligé d'interroger nous-même les théories septicémiques sur ce sujet. Il n'y a aucun doute à garder sur les résultats de l'interrogation. Les théories septicémiques ne sauraient en rien se prêter à l'admission de la pyohémie spontanée. La condition première de ces théories est un poison traumatique sécrété et résorbé à la surface des plaies. Sans ce poison pas d'infection purulente; et l'existence du poison présuppose absolument celle de la plaie qui le fournit. Sans la plaie et son poison la possibilité de la septicémie traumatique s'évanouit. Dans ces données, l'infection purulente spontanée, si elle existe, et l'infection purulente du blessé demeurent sans rapprochement possible. Il n'importe que les traits nosologiques soient pareils, que les lésions nécropsiques soient identiques, il ne saurait, de par la théorie, y avoir rien de commun entre ces deux états morbides.

Dira-t-on que dans la pyohémie spontanée, il y a d'abord abcès formé; que dans le pus de cet abcès s'engendre le poison septicémique, et qu'ensuite ce pus résorbé infecte l'économie et détermine une pyohémie consécutive ? Je ne répondrai pas, comme il serait permis de le faire, que cet enchaînement de suppositions n'est qu'hypothèse, moins que cela, pure fantaisie, et que la science sérieuse ne peut s'asservir à recueillir de tels rêves; non, je préfère en appeler aux faits pour rétablir la réalité des choses. Je ferai d'abord remarquer qu'une telle interprétation de la pyohémie spontanée est, sur bien des points, opposée à tout ce qu'avancent les partisans de la septicémie sur la nature et les conditions d'existence du poison traumatique. Que deviennent et l'action de l'air et les exfoliations moléculaires des tissus divisés, qui, dès le premier jour d'une plaie, peuvent donner lieu à un empoisonnement foudroyant? Mais passons, et arrivons à la formation prétendue du poison dans l'abcès d'où va sortir la pyohémie spontanée. Situé dans la profondeur des tissus, qu'offre de particulier cet abcès, pour qu'il devienne le théâtre d'une génération toxique et funeste ? Pourquoi les abcès, en général, ne montrent-ils rien de pareil, même les vastes abcès phlegmoneux que l'on ouvre largement, qui communiquent avec l'air extérieur, et dont la paroi incisée permet aux vaisseaux ouverts et béants une absorption facile du poison ?

Soutiendrait-on que l'organisme fournit un pus primitivement septicémique dans ces abcès d'où naît, dit-on, la pyohémie spontanée? Mais si ce pus est septicémique d'emblée, c'est que l'organisme peut créer d'emblée la septicémie elle-même; et le pus septicémique ne serait que le témoignage de cette génération de la maladie. C'est revenir, à travers des subterfuges de langage, à la production spontanée de l'infection purulente. L'économie n'est plus empoisonnée par un poison qu'elle absorbe; elle engendre de toutes pièces la maladie et le poison, ce qui est le contraire de tout empoisonnement. Et, en effet, il n'y a qu'à jeter les yeux sur l'histoire clinique de ces pyohémies spontanées : ne voit-on pas que l'infection purulente s'y montre avec tous ses caractères, non pas à une période avancée de la maladie, mais dès les premiers symptômes. La maladie naissante s'accuse toujours par des frissons répétés, par la teinte jaunâtre et bientôt subictérique des téguments, avec altération profonde des traits et gonflements ou douleurs inflammatoires sur tels ou tels points. Dès son début, la maladie est toute constituée; elle ne se sépare pas en deux parts, formation d'un abcès d'abord, invasion de la pyohémie ensuite; non, c'est d'emblée la pyohémie tout entière, se déroulant rapidement en ses conséquences prochaines et funestes.

Ce ne sont pas les seules théories septicémiques importées par M. Verneuil qui demeurent fermées aux faits de pyohémie spontanée; c'est aussi la théorie imaginée par mon savant collègue, M. Alphonse Guérin. Pour lui, l'infection purulente, ou typhus chirurgical, est produite par l'absorption d'un miasme. Mais, pour que ce miasme amène ses effets pathologiques, il faut qu'il entre par la plaie. S'il passe par une autre voie il devient inoffensif. Ce miasme, répandu dans les salles de chirurgie, est certainement absorbé par la voie pulmonaire; il n'y a pas à en tenir compte. Le miasme pyogénique ne trouve son activité qu'en pénétrant à travers une plaie. Pourquoi M. Alphonse Guérin fait-il ces déclarations ? Sur quelles notions de physiologie ou de pathologie les appuie-t-il ? Je n'ai jamais pu le comprendre. Si M. Alphonse Guérin eût admis que le miasme absorbé par la voie pulmonaire pouvait susciter le typhus chirurgical, tout comme lorsqu'il entre par la surface des plaies, il eût élargi les conditions étiologiques de la pyohémie, et il eût pu accepter, sinon la pyohémie spontanée vraie, du moins les pyohémies survenant à la suite d'une absorption miasmatique spécifique, en dehors de toute plaie préexistante. Il eût ainsi rendu compte d'une série nombreuse et incontestable de faits. Mais arbitrairement limitée à l'absorption par la plaie, la pathogénie miasmatique de M. Alphonse Guérin est aussi incompatible que celle de M. Verneuil avec l'existence de l'infection purulente se déclarant chez les individus non blessés. Il n'y a entre ces deux théories de différence que celle de l'agent toxique, ici un miasme, là un poison, fournis par la plaie, et, tous les deux, pareillement inconnus.

Nous ne rencontrons pas les mêmes difficultés théoriques dans la conception pathogénique qui rattache l'infection purulente aux modifications directes et spéciales de l'activité vivante, troublée dans ses œuvres de nutrition normale par les conditions nouvelles que soulève la plaie. Ici, la pyohémie spontanée trouve sa place sans effort, et se range à côté de la pyohémie traumatique, reconnaissant, comme cause réelle, les mêmes troubles vitaux, les mêmes altérations du milieu nutritif. La plaie, en effet, l'œuvre de réparation plastique dont elle est le siége, les troubles nutritifs locaux qu'elle détermine, ne sont que l'occasion des troubles nutritifs généraux, des altérations plastiques du sang et des humeurs, condition essentielle de la pyohémie. Or, en étiologie, tout ce qui n'est qu'occasion, si pressante qu'elle soit, peut manquer et trouver en d'autres une suppléance efficace; à peine doit-on faire exception à cette règle pour certaines affections spécifiques qui ne surviennent jamais qu'à la suite d'une approche, d'une contamination spécifique directe. La plaie, donc, en tant qu'occasion prochaine de la pyohémie, peut manquer, et néanmoins celle-ci survenir. On a alors la pyohémie spontanée. L'occasion traumatique, dans ces cas, se trouve remplacée par l'ensemble des causes dont nous avons retracé le tableau et l'action dans l'étiologie de l'infection purulente. Ces causes, encombrement, misère, tristesses morales, séjour dans les grandes villes, fatigues excessives, disposition idiosyncratique, ont pour caractère commun d'être hostiles à la bonne plasticité des humeurs, d'affaiblir dans leur stabilité et dans leur énergie les facultés nutritives de l'être, et de disposer par suite à ces perversions profondes et subites d'où émerge l'état purulent généralisé et malin.

A ces causes d'ordre commun il faut joindre les causes d'ordre spécifique, celles qui se rattachent au caractère spécifique de l'infection purulente. Née de sollicitations communes, du consensus actif prêté par l'organisme aux œuvres locales du traumatisme, l'infection purulente s'élève à la spécificité; et l'organisme pyohémique fournit, dans les milieux qui l'entourent, une émanation continue de produits spécifiques. La pyohémie, se déclarant en dehors de toute influence contagieuse, devient donc une source de contagion.

Cette contagion peut atteindre et entraîner à la pyohémie des individus qui vivent dans des milieux où règne la pyohémie, alors même que ces individus ne présentent aucun traumatisme. Tels sont les cas, aujourd'hui avérés, de ces élèves sages-femmes, vivant dans les milieux pyohémiques des maternités, et y contractant une pyohémie maligne, exactement comparable aux fièvres purulentes des accouchées. Ces cas, qu'il faut ranger à côté de la pyohémie spontanée, sont, comme ceux-ci, aisément compréhensibles au point de vue des notions de pathogénie que nous défendons. L'occasion varie, le fait morbide et ses origines réelles subsistent.

Causes occasionnelles spécifiques, causes communes, causes émanant des activités nouvelles que suscite le traumatisme, toutes ont pour caractère de déprimer les énergies nutritives de l'être; toutes peuvent avoir pour résultat de les pervertir, de les conduire à une chute subite, de les entraîner à l'état pyohémique. La pathogénie de la pyohémie, sous ses formes et dans ses conditions diverses, demeure donc une; elle répond à toutes les exigences de l'observation; elle ne laisse en dehors d'elle aucun ordre de faits. C'est là le criterium de toute pathogénie qui répond aux réalités vivantes, et n'est pas une explication conventionnelle et superficielle des choses. Celle-ci trouve toujours contre elle et les circonstances capitales des faits auxquels elle prétend s'appliquer, et une foule de faits qu'elle est obligée d'exclure et de nier. Rien de plus étroit qu'une idée systématique ; ce signe seul suffirait à la reconnaître et à la juger.

J'ai dit plus haut que le cadre de la pyohémie spontanée dépassait de beaucoup les limites restreintes que les pathologistes lui avaient assignées jusqu'ici. On doit, en effet, ranger dans ce cadre toutes les affections aiguës caractérisées par une purulence rapide, de nature maligne, à détermination locale plus ou moins spéciale mais susceptible de varier, avec symptômes généraux graves reproduisant ceux de l'état pyohémique des blessés, frissonnements répétés, violents, que rien ne modère, teinte jaunâtre, sub-ictérique de la peau, stupeur délirante, altération profonde des traits. Parmi ces affections, nous signalerons la méningite cérébro-spinale épidémique, qui, à notre sens, n'est autre qu'une fièvre purulente à détermination locale sur les méninges. L'évolution et le caractère général de la maladie dénotent ces purulences rapides, presque foudroyantes, telles qu'on les observe dans les formes les plus graves de l'infection purulente. Les dépôts purulents se portent principalement sur les méninges ; d'où la forme méningitique de la maladie ; mais ils peuvent également se porter sur d'autres points, et il n'est pas rare, chez ces malades, de découvrir, à l'autopsie, du pus épanché dans une plèvre, ou dans une cavité articulaire, ou infiltré entre des masses musculaires, sans qu'aucun symptôme local ait trahi durant la vie, ces épanchements silencieux de pus. En outre, les conditions étiologiques de la méningite cérébro-spinale épidémique se rapprochent singulièrement de celles qui appartiennent à la pyohémie spontanée. Ces épidémies méningitiques sévissent, en effet, dans les garnisons, et en particulier sur les conscrits arrivant des champs pour vivre dans les encombrements malsains de la caserne, tristes, regrettant leur foyer, changeant de régime alimentaire, surmenés par les fatigues nouvelles de la vie du soldat. Ces conditions ne sont-elles pas toutes profondément hostiles à la vie plastique et aux énergies nutritives? A ces conditions communes viennent se joindre les conditions spécifiques, qui dès les premiers temps de l'épidémie, naissent des victimes atteintes par l'épidémie elle-même. La méningite cérébro-spinale épidémique est, en effet contagieuse, comme le sont l'infection purulente, et la fièvre purulente puerpérale. Ce dernier trait vient ainsi compléter les analogies étiologiques de ces divers états morbides, et s'ajouter aux analogies symptomatiques que nous avons indiquées déjà. Aussi, nombre d'observateurs, frappés de cet ensemble de caractères qui rappelle de si près celui des affections typhiques, ont-ils donné à cette maladie le nom de typhus méningitique ou cérébro-spinal.

A côté de la fièvre purulente des soldats, née

dans les casernes, il faut placer les fièvres purulentes nées dans les maternités, sous les mêmes conditions étiologiques associées; conditions communes propres au milieu, et propres aux individus affectés, conditions spécifiques provenant des fièvres purulentes ayant surgi dans ces mêmes milieux. En mentionnant ici les fièvres purulentes qui sévissent dans les maternités, je n'entends pas uniquement parler de la fièvre puerpérale ou pyohémique des accouchées, mais encore de ces purulences latentes qui enlèvent tant de nouveau-nés : pleurésies, péritonites purulentes, suppurations disséminées, toutes ces lésions sont la manifestation de l'état pyohémique qui s'établit si aisément chez ces petits êtres dont l'énergie plastique est si pauvre, dont les humeurs et les tissus sont si faiblement constitués. Au nombre des pyohémies propres aux maternités, il faut encore compter celles que je citai plus haut, et qui frappent les élèves internées dans les maternités, dont la plasticité s'altère par l'internement, et qui vivent dans un milieu tout infecté des miasmes de la pyohémie spécifique. Enfin à côté des maternités, il faut ranger les hôpitaux d'enfants, source trop féconde d'états pyohémiques. C'est dans ces hôpitaux, en effet, qu'au déclin ou dans la convalescence de certaines fièvres, et en particulier des fièvres éruptives, rougeole et scarlatine, surviennent obscurément, comme chez les nouveau-nés dans les maternités, des pleurésies ou péricardites purulentes, des suppurations multiples, successives, profondes. Tous ces états sont des manifestations de la pyohémie sous ses formes diverses, depuis la forme commune et curable jusqu'à la forme maligne et funeste. La même étiologie entraîne ici les mêmes effets. Toutes ces fièvres purulentes sont congénères; toutes touchent à l'infection purulente des blessés; il n'y a de changé que des conditions secondaires; le fond subsiste identique et un. Que devient le poison traumatique, la sepsine des plaies, en regard de ces états divers de même souche, de même famille, auxquels il faut une même cause génératrice? Que deviennent les petites idées et les petits systèmes en regard de l'abondance des faits que fournit la nature?

§ VI. — Des distinctions nosologiques entre la fièvre traumatique, l'infection purulente et l'infection putride. — Étude comparée de la fièvre traumatique et de l'infection purulente. — Caractères et étiologie de l'infection putride; sa distinction absolue d'avec l'infection purulente. — Pourquoi l'état pyohémique mérite de conserver le nom d'infection purulente.

Les idées systématiques, une fois entrées dans la science avec les erreurs qu'elles représentent, y accomplissent peu à peu leur œuvre de confusion. Ce que l'observation clinique avait vu et distingué, elles l'obscurcissent et le dénaturent; et il se trouve, si le règne de ces idées s'établit, que bien des progrès réalisés s'effacent, et que des distinctions nosologiques réelles, fruit d'une observation sagace et patiente, disparaissent pour la satisfaction d'une théorie vaine. Il en est ainsi pour la pathologie du blessé. Les théories septicémiques absolues ruinent peu à peu les enseignements cliniques, laborieusement institués par la chirurgie française. Avec le mot septicémie on a la réponse à tout, et la raison de tout; c'est le couvert sous lequel on abrite et confond tous les accidents traumatiques généraux. Fièvre traumatique, infection purulente, infection putride, tout cela représente un seul et même état morbide. Il n'y a même pas entre ces états divers une gradation nettement établie; car il y a des fièvres traumatiques foudroyantes, plus graves, dans leur allure, que l'infection purulente.

D'ailleurs une question de degré d'un état à l'autre ne laisse pas moins subsister entre eux une identité de nature; que la fièvre typhoïde soit légère, moyenne ou grave, elle n'en demeure pas moins affection une, à travers ces degrés d'intensité variable. J'ai déjà montré, dans mon discours sur la fièvre traumatique, à quelles confusions en arrivaient, sur le terrain pratique, les partisans convaincus des idées septicémiques. J'ai analysé dans ce but les observations publiées sous le patronage de M. Verneuil, et montré que ces observations disparates étaient réunies sous la plus étrange unité, et que l'étude particulière du traumatisme disparaissait pour faire place à un seul principe d'action, à un seul agent délétère, le poison septicémique. Cet agent porte la responsabilité de tous les malheurs chirurgicaux. Tous les efforts doivent s'armer pour le combattre.

C'est un premier fait fâcheux et vraiment anti-clinique que celui qui supprime toute séparation entre la fièvre traumatique et l'infection purulente : c'est un fait non moins fâcheux, plus fâcheux peut-être, que de réunir sous un même chef l'infection purulente et l'infection putride. M. Verneuil ne s'est pas catégoriquement expliqué sur le fait de l'infection putride. Il était tellement évident que, pour lui, l'infection putride était l'une des formes de la septicémie traumatique, qu'il n'a pas jugé nécessaire de le dire. Il y a, dans cet ordre d'idées, si peu de différence plausible entre l'infection putride et les autres états déclarés infectieux du blessé, que le nom même d'infection putride peut disparaître, sans désavantage, du langage nosologique ; et M. Verneuil s'est tenu pour dispensé de mentionner ce nom.

M. Jules Guérin, par contre, s'est exprimé nettement. Il fait de l'infection putride un degré, un mode avancé de l'infection purulente, le dernier terme, la forme extrême de la septicémie. L'infection putride serait donc l'infection purulente élevée à l'excessive malignité ; elle amènerait toujours, suivant M. Jules Guérin, « après les premiers accidents de l'infection purulente, les vomissements subits, les frissons considérables, l'anéantissement du malade et enfin la mort. » Ce tableau symptomatique est de fantaisie, et cette notion de l'infection putride se trouve contraire à tous les enseignements cliniques. Le silence de M. Verneuil valait mieux. Nous le verrons bientôt, l'infection putride n'est nullement un mode, ni un degré de l'infection purulente, et surtout elle ne la dépasse pas en gravité. Loin de là, ses périls sont bien moindres, et elle est aisément curable.

Rétablissons toutes les distinctions systématiquement méconnues entre les divers états fébriles ou infectieux du blessé : entre la fièvre traumatique et l'infection purulente ; entre celle-ci et l'infection putride.

La fièvre traumatique, nous le savons, a des points communs d'attache avec l'infection purulente. L'une et l'autre trouvent leur origine dans les troubles généraux suscités par l'œuvre de réparation organique de la plaie, par les conditions nutritives nouvelles que cette œuvre entraîne; l'une et l'autre expriment la participation générale de l'économie au travail local voulu par le traumatisme. Mais cette participation varie dans les deux cas : ici elle est initiale, répond aux premiers troubles et au premier travail qui se préparent dans la plaie; elle demeure fièvre commune, régulière, partant d'un consensus harmonique, à évolution favorable, calculable et critique; c'est la fièvre traumatique. Dans l'infection purulente, la participation de l'économie au travail de la suppuration locale prend un tout autre caractère.

Cette participation n'est plus régulière, contenue dans des limites saines et presque physiologiques ; elle ne s'associe plus à un travail curateur, mais à un travail dévié, et qui marche à la destruction. De l'état pyogénique commun l'économie a passé à l'état pyogénique malin ; l'entraînement pyohémique emporte tout ; le sang, les humeurs, les tissus vivants ne fournissent plus des éléments réparateurs à un travail réparateur, mais des éléments pervertis à un travail perverti. La mort arrive lorsque tout ce qui subsiste de sain dans l'organisme se trouve affecté, et sert à la maladie au lieu de lui résister. Cette perversion affective de l'organique blessé a ses caractères nosologiques déterminés ; ce sont ceux de l'infection purulente. Je n'y reviendrai pas ; je les ai retracés dans mon second discours, tels qu'ils sont, à savoir, spéciaux, essentiels, ne souffrant pas qu'on les confonde avec ceux d'aucune autre affection, devenant l'objet d'un diagnostic certain, se discernant à l'autopsie par des lésions propres. Il en est tellement ainsi, et l'infection purulente est une entité nosologique si bien constituée, et si nette, que ceux mêmes qui tendent, en théorie, à l'ensevelir dans une septicémie à formes multiples et indéterminées, ceux-là même, en pratique, la discernent sûrement, l'aperçoivent et l'annoncent à ses premiers symptômes, et, avant l'ouverture nécropsique, savent que celle-ci va leur montrer des abcès viscéraux, des suppurations disséminées. Ils ne diront jamais d'une fièvre traumatique commune, c'est peut-être une infection purulente qui commence; ni surtout ils ne prendront pas une infection purulente, même à son début, pour un accès de fièvre traumatique. Ils oublient la théorie et les fausses assimilations, pour écouter la voix de la nature et suivre ses enseignements.

La fièvre traumatique et l'infection purulente, malgré les liens qui les unissent, n'en traduisent donc pas moins deux états morbides, deux affections générales, qui ne sont pas uniquement séparés par une différence d'intensité ou de degré, mais par une différence de nature. Ce sont les deux pôles opposés de la pathologie du traumatisme. Je ne sais pas de condamnation plus formelle, et surtout plus médicale, des théories septicémiques, que la prétention qu'elles affichent d'identifier deux manifestations pathologiques si contraires d'origine, d'allure et de jugement final.

Rien ne rapproche, tout éloigne l'infection purulente et l'infection putride. Elles reconnaissent une pathogénie et des conditions étiologiques absolument différentes, se montrent avec des symptômes, une marche et des lésions distinctes; en un mot, causes, diagnostic et pronostic, tout sépare ces deux états. J'ai assez dit quelles étaient les causes réelles et pathogéniques, ou occasionnelles et provocatrices de l'infection purulente; qu'on leur compare les causes et les conditions étiologiques de l'infection putride :

Dans de vastes cavités, ou dans des foyers anfractueux, se vidant mal, où le pus séjourne, où l'air entre et se confine, le pus se vicie, devient fétide, subit un commencement de décomposition putride. L'odeur qui s'exhale de ces foyers y décèle la présence de composés ammoniacaux et hydrosulfatés. La membrane pyogénique absorbe certains éléments de cette humeur purulente altérée, alors que, dans les conditions ordinaires, elle se montre rebelle à l'absorption. C'est que, dans les parties déclives de la cavité, la membrane, en contact prolongé avec des gaz et des liquides presque putrescents, se laisse peu à peu vaincre et pénétrer, non sans doute par les éléments figurés, mais par la partie ténue de l'humeur. Ainsi naît et se constitue l'infection putride. J'insiste sur la condition du contact prolongé; car tout prouve qu'au point de vue pathogénique, elle est essentielle; sans elle point d'infection putride, quand même existeraient toutes les autres conditions de putridité. On le voit, nulle analogie entre cette infection, véritable empoisonnement lent, et l'infection purulente qui prend naissance des atteintes profondes que subit la vie plastique et nutritive du blessé. Aussi, rien n'est plus facile à prévenir et à supprimer que l'une; rien que nous puissions moins atteindre et combattre que l'autre.

Nous sommes maîtres, en effet, de l'infection putride; nous pouvons l'empêcher de naître. Il n'y a qu'à prévenir toute stagnation du pus, qu'à arrêter au moyen d'injections modificatrices tout mouvement de putridité dans les humeurs épanchées; et si ce mouvement de putridité a déjà commencé, si l'infection putride s'est annoncée par ses symptômes, on peut tout éteindre et dissiper en ouvrant largement le foyer vers les parties déclives, ou en assurant au pus un libre écoulement par l'établissement d'un drain, en faisant, tous les jours, des lavages antiseptiques. L'infection putride peut ainsi commencer, disparaître à nouveau, suivant l'état du foyer dans lequel on laisse ou non croupir le pus, que l'on déterge ou non par des injections convenables.

Combien nous sommes moins puissants en face de l'infection purulente! Ici il n'y a ni putridité, ni stagnation du pus, ni résorption de matières putrides. Les soins locaux de la plaie ont certainement une haute importance, et nous dirons bientôt toute notre pensée à ce sujet; mais quels que soient ces soins, ils n'empêcheront pas toujours l'infection purulente de se déclarer; tandis qu'en d'autres cas où les soins seront moins bons et moins attentifs, l'infection purulente ne se montrera pas. Les conditions étiologiques générales, encombrement, séjour dans les salles infectées, voisinage de malades atteints de pyohémie, pansements irritants et pénibles, toutes ces conditions qui restent sans influence sur le développement de l'infection putride, exerceront sur la genèse de l'infection purulente une action considérable; et, enfin, née, établie par un de ces frissons à sinistre présage, l'infection purulente suit son cours jusqu'au terme fatal. Je ne parle pas de quelques faits de guérison exceptionnelle plus ou moins avérés; sauf ces cas qui ne sauraient entrer en ligne de compte, nous ne pouvons détourner l'infection purulente, ni l'arrêter; nous n'avons pas sur elle les mêmes prises que sur l'infection putride. Nous sommes en face d'un mal qui ne recule pas, non d'un mal que l'économie domine, qui ne subsiste qu'autant qu'il se renouvelle, et dont il suffit de tarir le renouvellement par quelques pratiques locales, pour que l'économie l'oublie et retrouve son allure libre et normale.

Si l'étiologie et la pathogénie des deux états sont dissemblables, la symptomatologie de chacun d'eux et toute leur allure extérieure ne diffèrent pas moins. Je ne puis mieux faire que de retracer ici le tableau exact et célèbre tracé par Ph. Bérard :

« La fièvre est un des effets les plus constants de l'infection putride; mais elle ne se caractérise pas par des frissons violents et répétés, comme dans l'infection purulente; et quand la maladie se prolonge, elle prend la marche de la fièvre hectique. Cette influence de l'altération du sang sur le développement de la fièvre peut être étudiée surtout chez les individus atteints d'abcès par congestion : ils sont sans mouvement fébrile tant que le pus n'a pas pris de mauvaises qualités;

mais si, quelques jours après la jonction faite à un abcès par congestion, l'ouverture, demeurée fistuleuse, donne issue à du pus fétide, on voit en même temps s'allumer la fièvre. La même chose a lieu toutes les fois que du pus séjourne et s'altère dans une partie quelconque du corps, qu'il y ait ou non altération des os.

« L'infection putride et l'infection purulente diffèrent par leur marche. On voit des individus atteints de suppuration chronique avec l'altération du pus résister pendant des mois, et même pendant plus d'une année, aux accidents de l'infection putride. L'infection purulente n'admet pas cette transition à l'état chronique.

« Ces deux états diffèrent surtout par leur gravité. On peut guérir l'infection putride : il suffit pour cela de faire cesser le croupissement, et, par conséquent, l'altération du pus. Nous ne connaissons pas de remède contre l'infection purulente; et quand elle est déclarée, c'est vainement qu'on s'occuperait de l'état local de la plaie ou du foyer de l'abcès.....

« Chez les malades atteints d'infection putride, l'absorption introduit chaque jour de nouvelles doses de principes nuisibles, qui chaque jour aussi sont plus ou moins complétement éliminées; de sorte que si on enlève le foyer d'infection, ou si l'on change les conditions locales, les symptômes ne tardent pas à se dissiper. J'ai donné des soins à un individu qui avait eu un abcès symptomatique d'une luxation spontanée du fémur; l'abcès était devenu fistuleux, et il restait un abcès profond dans la cuisse. Je facilitai l'écoulement du pus à l'aide d'un tube de gomme élastique mis à demeure dans la fistule, et le malade était sans fièvre ; mais s'il arrivait que la sonde vînt à se déranger, le pus s'accumulait dans la poche, y prenait une odeur fétide, et le malade était atteint d'un accès de fièvre évidemment causé par l'absorption des principes nuisibles en dissolution dans ce pus. Cet accès cessait dès que la canule rétablissait l'écoulement continu du pus.

« Les individus atteints d'infection putride éprouvent presque constamment des troubles dans les fonctions de l'appareil digestif : l'appétit se perd, les selles sont liquides, et, plus tard, le dévoiement devient colliquatif. Les malades dépérissent, leurs joues se creusent, leur peau devient terreuse; ils sont excessivement irritables et sensibles; leurs traits expriment la souffrance.

« La rapidité et l'intensité de ces accidents varient suivant que la suppuration est plus ou moins abondante, et son produit plus ou moins altéré. Du reste, ces accidents ne tiennent pas uniquement à la résorption putride; l'abondance de la suppuration est par elle-même une cause de dépérissement dont on ne doit pas négliger de tenir compte. »

Il n'y a rien à ajouter à cette description d'un clinicien consommé. Qui n'a été frappé par le facies cachectique, terreux, émacié, souffrant, triste et grippé du malade atteint d'infection putride? qui pourrait le confondre avec la physionomie éteinte par la stupeur, immobile, sourdement délirante, à teinte sub-ictérique, du malheureux pyohémique? Pourquoi effacer de telles distinctions alors que la nature nous les montre saisissantes et empreintes sur toute l'habitude extérieure des malades? Où et comment M. Jules Guérin a-t-il observé l'infection putride pour nous la représenter comme le degré extrême et la forme la plus funeste de l'infection purulente? Comment M. Verneuil abandonne-t-il, sans même les discuter, les traditions cliniques de la chirurgie française; et peut-on voir un progrès dans des théories qui imposent des confusions ou des assimilations telles que celles de l'infection putride et de l'infection purulente (1)?

(1) Depuis que ceci est écrit, M. Davaine a communiqué à l'Académie de médecine (Oct. 1872), le résultat de remarquables expériences relatives à l'injection du sang putride sous la peau des cobayes et des lapins. Cet habile expérimentateur réussit à amener la mort des cobayes et des lapins par l'injection d'un millionième, d'un billionième, d'un trillionième de goutte de sang putride; quantité si reculée dans l'infiniment petit qu'elle semble dépasser la divisibilité concevable de la matière! Et ce sang putride n'est plus du sang putréfié à l'air libre; c'est du sang emprunté au cobaye ou au lapin qui vient de succomber à une précédente injection, et immédiatement introduit sous la peau de l'animal.

Il suffit d'énoncer de pareils faits pour voir combien cet empoisonnement du cobaye et du lapin s'éloigne de ce que l'on appelle, en chirurgie humaine, l'infection putride. Les caractères

J'indiquais à mon éminent collègue, M. Gosselin, le terrain de l'infection putride comme un terrain de conciliation. Là, en effet, je puis me rencontrer

propres de cette dernière infection, son innocuité relative malgré l'apport incessant de liquide putride que l'absorption effectue dans les voies circulatoires, sa curabilité certaine dès que l'on donne issue au pus altéré, toutes ces conditions ne permettent d'établir aucune identité entre ces deux ordres de faits. A plus forte raison, faut-il en séparer l'infection purulente. Entre l'infection putride chez le blessé qui suppure, et l'infection du cobaye et du lapin par une injection de sang putréfié quelle qu'en soit la dose, il y a ce rapprochement que l'une et l'autre sont des empoisonnements. Le poison et son mode d'action diffèrent dans les deux cas; mais ce sont de vrais poisons, dont l'un atteindrait à une incommensurable puissance. Nulle analogie de nature, au contraire, entre ces empoisonnements et l'infection purulente. Ici, il n'y a ni poison, ni pénétration primitive et nécessaire d'un principe toxique. La raison essentielle du mal est toute à l'opposé, et se trouve dans les conditions pathologiques du blessé, dans la perversion de sa vie nutritive et de sa sensibilité organique. L'infection purulente, il est vrai, s'élève à la spécificité, à la virulence miasmatique; et les miasmes virulents peuvent, par conséquent, entrer dans son étiologie occasionnelle. Mais ils n'en constituent pas une part nécessaire; l'infection purulente peut naître sans cette influence, et relever uniquement des dispositions organiques et vitales de l'individu. Aussi combien la marche, les symptômes, les lésions propres de l'infection purulente, conservent-ils leur physionomie spéciale et leur allure significative; lesquelles ne sont reproduites, sous aucun trait, par les empoisonnements putrides expérimentaux, par ceux, en particulier, dont mon savant collègue, M. Davaine, a entretenu l'Académie.

Il faut donc se garder de tout éblouissement en face de ces faits nouveaux, qui s'offrent à nous avec des traits qui tiennent du merveilleux. Il faut surtout éviter de conclure témérairement de ces faits expérimentaux à la pathologie humaine. M. Davaine donne lui-même l'exemple de cette sage réserve. Il ne propose aucune application précipitée à la clinique; ses interprétations ne dépassent pas les faits qu'il produit et qu'il observe. Cette avec ceux qui sont attachés aux théories septicémiques, à l'empoisonnement du sang et des humeurs par des principes altérés, venant du dehors, et pénétrant par la plaie. L'infection putride est la seule infection réelle dans la pathologie du blessé.

Toutefois, l'infection purulente ne mérite-t-elle en rien le nom d'infection qu'elle porte, et que je suis tout disposé à lui conserver ? ma pensée est tout autre. J'admets l'état infectieux du sang, des humeurs, des tissus, dans l'infection purulente. Mais cet état infectieux ne provient pas du dehors; il n'est pas le produit d'une absorption toxique. Non, il s'engendre au sein de l'organisme lui-même; il représente cette altération profonde des humeurs, qui les tourne à la purulence, qui dissémine, à travers les parenchymes, des infarctus emboliques, lesquels se convertissent en abcès viscéraux, sans rencontrer dans les tissus aucune résistance organique. Le pus, donc, ou du moins une disposition universelle à la purulence existe

réserve n'est malheureusement pas imitée de tous, et déjà nous avons dû combattre, dans l'Académie, des inductions que rien ne nous paraissait justifier, et qui ne tendaient à rien moins qu'à soumettre, à des expériences faites sur les cobayes et les lapins, l'histoire entière des maladies épidémiques et contagieuses. Avec quelle facilité et quel entrain on sacrifie parfois les enseignements de la clinique aux mirages trompeurs, venus des laboratoires ! Et pourtant quelle expérimentation égale celle que la clinique fait évoluer sous nos yeux ? où en est-il qui possède une étendue pareille, une pénétration, une finesse, une variété comparables? quand comprendrons-nous bien ce qu'elle vaut, et la domination supérieure qui lui revient?

dans l'ensemble des humeurs et des tissus du pyohémique. C'est là l'infection qui mérite bien le nom de purulente que l'instinct médical lui a donné, celui aussi de pyohémique qui est équivalent. Mais cette infection n'est point un empoisonnement; elle est une maladie conçue et née dans les profondeurs vivantes de l'économie.

Si l'on veut une preuve irréfragable et nouvelle que la pyohémie est une maladie et non un empoisonnement, on le trouvera dans ce fait capital, à savoir, que l'infection purulente est un état spécifique, c'est-à-dire, émet des produits spécifiques, des contages, aptes à provoquer, sans autre cause occasionnelle, la maladie d'où ils proviennent. Et cette contagion atteint non-seulement les blessés, mais encore les personnes non blessées, telles que les jeunes femmes qui fréquentent et habitent les maternités. C'est là un caractère dont on ne saurait trop mesurer la portée : l'infection purulente, née de causes communes, s'élève à la spécificité, et répand, dans les milieux extérieurs, des émanations spécifiques; elle est en cela comparable à la morve. Ce seul caractère la distingue de tous les empoisonnements imaginables. Où est l'empoisonnement que l'on puisse accuser d'émettre des produits spécifiques, des contages vrais? un pareil fait est-il concevable? Sans sortir de la pathologie du blessé, l'infection putride, qui est un empoisonnement, émet-elle des contages, est-elle spécifique? a-t-on jamais dit qu'un blessé avait contracté par contagion l'infection putride? Ne faut-il pas toujours, dans la genèse de cette infection, un foyer où le pus amassé croupit et fermenté? Que l'on médite ce fait et sa signification en pathologie générale, et l'on se convaincra que les théories septicémiques de la pyohémie ne sont pas seulement opposées à l'observation clinique, mais encore aux données générales de la science. Ces théories seraient le renversement de toute la pathologie des maladies spécifiques.

§ VII. — Des conditions étiologiques dans leur rapport avec le caractère spontané de l'infection purulente. La spontanéité de la maladie n'amoindrit pas leur importance. — De la sporadicité et de l'épidémicité de l'infection purulente. — De l'impuissance des théories septicémiques à rendre compte de l'épidémicité de la pyohémie. — De l'étiologie de l'infection purulente épidémique. — De la conformité pathogénique de l'infection purulente sporadique ou épidémique.

Placer la raison première et effective de l'infection purulente dans les déterminations propres ou affections générales et spontanées de l'organisme blessé, est-ce sacrifier, ou même diminuer l'étiologie; est-ce affaiblir le rôle et l'action des causes occasionnelles, ou prédisposantes, ou provocatrices de la pyohémie? Un tel reproche nous paraissait impossible. Il nous semblait que cette pathogénie toute jetée dans le mouvement des choses vivantes, nous avait permis d'établir avec plus de vérité et de précision l'action des causes occasionnelles; et qu'au lieu d'une énumération banale, nous avions montré quel concours trop efficace les causes communes ou spécifiques apportaient à la genèse de l'infection purulente. Nous étions disposé à reconnaître, aux doctrines que nous soutenons, l'incomparable mérite d'asseoir l'étiologie de la pyohémie sur des bases scientifiques, et de donner la raison vraie de nombre de faits révélés par l'observation, et demeurés sans valeur dans les théories septicémiques. Que sont, en effet, les conditions d'encombrement, de séjour dans les villes, dans des milieux contaminés par les émanations spécifiques, les conditions de tristesse, de dépression physique et morale, alors que la cause de la pyohémie est dans la présence et dans l'absorption d'un poison que les plaies sécrètent toujours, et ne peuvent pas ne pas absorber? Ces conditions communes et presque vulgaires, méritent à peine le nom d'accessoires, l'idée septicémique étant adoptée. Nous avions, au contraire, fait valoir toute leur puissance sur l'énergie de la vie plastique; nous avions montré combien elles étaient hostiles à cette vie qui dirige et soutient l'œuvre de réparation traumatique; combien, par conséquent, elles favorisent la perversion pyohémique de cette vie si troublée, et la poussent à l'infection purulente confirmée.

Cette consécration de nos doctrines par l'étiologie, n'a pas été, cependant, comprise de tous; et nous avons été surpris de voir méconnu ou défiguré l'appoint si important que nous apportions à l'histoire doctrinale et pratique de la pyohémie. M. Gosselin, envisageant l'ensemble des causes occasionnelles et provocatrices de l'infection purulente, les déclare « de bien petites causes pour de si grands effets ». L'absorption d'un poison formé dans la plaie lui paraît une cause autrement puissante et sûre dans ses effets. Nous n'aurions pas à contester la puissance d'une action toxique, si celle-ci existait ; le tout est de prouver son existence; et cette preuve, non-seulement elle n'est pas fournie, mais, nous avons le droit de le dire, tout dépose contre elle. Quoiqu'il en soit, nous ne saurions admettre que les causes qui tiennent aux conditions dans lesquelles vit ou a vécu le blessé, aux soins locaux donnés à la plaie, soient petites et impuissantes à provoquer l'infection purulente à laquelle tout dispose le blessé. Quoi ! ces conditions générales et particulières de l'hygiène que nous voyons, en pathologie, si propres à déterminer la genèse des états morbides les plus graves, ici d'une diathèse, là d'une fièvre aiguë, produisant suivant leur caractère et l'organisme qu'elles frappent, ou la tuberculose, ou la fièvre typhoïde, ces conditions ne pourraient pas conduire à l'état pyohémique un organisme dont toutes les forces plastiques sont ébranlées, déviées, tournées à la purulence par le fait seul du traumatisme ! Non, la puissance de ces conditions mauvaises est indéniable, et ne reconnaît d'autres limites que la destruction de la vie; toute la pathologie en témoigne.

M. Jules Guérin qui n'ignore pas la valeur que j'ai attachée aux causes occasionnelles et provocatrices de l'infection purulente, qui sait combien je me suis efforcé de dévoiler leur mode d'action dans la genèse de la maladie, n'en déclare pas moins qu'à mes yeux l'action des causes extérieures est purement nominale et complétement négative de leur valeur réelle. Il ajoute que la spontanéité organique, telle que je l'entends, est la négation de toutes les causes qui interviennent dans la pathogénie des plaies et le mécanisme de l'infection purulente. « Causalité absolue et effet absolu, telle est en deux mots, dit-il, la doctrine de M. Chauffard. »

Je ne crois pas qu'il fut possible de me prêter des opinions plus opposées à celles que j'ai professées. M. Jules Guérin apporte là un nouveau témoignage de son art singulier à défigurer la pensée de ceux qu'il veux combattre. A ces moyens de discussion M. Jules Guérin n'associe aucune preuve. Sur quoi se fonde-t-il pour soutenir que la spontanéité organique exige le sacrifice de toute étiologie ? Il ne le dit pas ; il se borne à affirmer et à condamner. Cela n'est pas suffisant, et ne possède même aucune espèce d'autorité. M. Pidoux a écrit à propos de cette discussion : « Trop de spontanéité finit par supprimer la science, et détruit toute étiologie ». Je suis pleinement d'accord avec mon éminent collègue et ami. Qu'est-ce, en effet, que trop de spontanéité ? Ce n'est certainement pas qu'il y ait des faits organiques et pathologiques qui surgissent en dehors de toute spontanéité vivante. Non, M. Pidoux le reconnaît : de tels faits seraient la négation de la vie et de la pathologie. Ce ne seraient plus des faits organiques et vitaux, mais des faits relevant uniquement des forces physiques et chimiques. Trop de spontanéité, serait donc celle qui, selon l'expression de notre collègue, détruirait toute étiologie. Ce serait une spontanéité abstraite du monde extérieur, isolée dans un invisible milieu, perdue hors de toute vue et de toute atteinte. Est-ce jamais cette spontanéité flottante et sans lien, que nous avons invoquée, nous qui, dans notre premier discours, disions que « trouver en soi la cause effective de ses actes n'est en rien supprimer les causes occasionnelles et provocatrices, que les occasions et provocations morbides, au contraire, sous-entendent toujours une spontanéité à laquelle elles s'adressent » ? Je résumais cette pensée, dans mon troisième discours, par ces mots aussi formels que concis : « Je ne conçois la spontanéité qu'enveloppée de provocations à l'action ». Et j'avais vraiment le droit de parler ainsi, après tous les développements donnés par moi aux conditions générales qui enveloppent et pressent le blessé, à chaque heure de sa vie si fragile et si laborieuse.

Que dire maintenant à ceux qui, dès que l'on prétend maintenir à la spontanéité organique son rôle nécessaire et majeur dans la genèse des maladies, vous accusent aussitôt d'être excessif et absolu, et de refuser fièrement pour l'organisme toute immixtion des agents extérieurs (1). Ils se refusent à comprendre que la vie tire exclusivement d'elle-même ses déterminations propres, et subit, cependant, toute la puissance des sollicitations extérieures ; qu'il n'y a pas contradiction entre ces deux propositions, mais accord nécessaire, et que cet accord constitue l'étiologie véritable. Oui, que dire à ceux qui, pour ne pas être excessifs et absolus, soutiennent en même temps le pour et le contre, s'inclinent devant la spontanéité vivante, et aussitôt la renient en acceptant l'action directe et efficiente des agents physiques, et croient que la production de la maladie peut équivaloir à la simple transmission d'un mouvement d'ordre physique ? A ceux-là, je n'ai rien à répondre ici : il faudrait reprendre avec eux tous les problèmes de la pathologie générale. Ce n'est ni le lieu, ni le moment. Je me suis depuis longtemps résigné à passer à leurs yeux pour un esprit excessif et absolu ; je ne puis me faire aux accommodements aisés et vulgaires de l'erreur et de la vérité qui ont le don de leur plaire.

Je n'ai envisagé jusqu'ici que l'étiologie de l'infection purulente en général ; mais cette infection se montre à l'état sporadique ou épidémique. Cette dernière forme soulève de nouveaux problèmes, dont la solution doit fournir comme une dé-

(1) *Gazette des Hôpitaux*, 7 novembre 1871.

monstration ou comme une condamnation réitérée des notions de pathogénie qui sont en présence et en lutte dans ce travail. Il faut, en effet, que la doctrine pathogénique adoptée puisse rendre compte de l'épidémicité de l'infection purulente, épidémicité reconnue par tous les observateurs. M. Verneuil a compris cette nécessité, et, pour y répondre, il admet *l'hétéro-infection ayant sa source dans le milieu*, c'est-à-dire en langage ordinaire, une contagion miasmatique. Cette hétéro-infection ou pénètre par la voie de la plaie, ou choisit « pour porte d'entrée la muqueuse respiratoire, comme si la blessure n'existait pas, et que le sujet fut simplement exposé au méphitisme d'une atmosphère empoisonnée ».

« Rejeter l'hétéro-infection, ajoute M. Verneuil, serait nier l'évidence et se priver à plaisir de la seule explication possible des formes endémique et épidémique de la septicémie chirurgicale. »

Je crains que mon savant collègue ne se contente d'explications bien superficielles, et que *l'hétéro-infection* ne soit aussi impuissante à rendre raison de la forme épidémique de l'infection purulente, que l'empoisonnement par la plaie ou *auto-infection* ne l'est à rendre raison de l'infection spordiaque.

Quel peut être l'agent de cette hétéro-infection? Évidemment un agent comparable à l'agent même de l'auto-infection. Il ne doit y avoir entre eux que des différences de forme : ici, la forme est miasmatique; là, elle est liquide; dans un cas, le miasme est libre et flotte dans l'atmosphère; dans l'autre cas, il est emprisonné dans la sécrétion purulente. Mais la nature du virus traumatique demeure identique; c'est toujours de la sepsine en miasme ou en dissolution; et ainsi se trouve réalisée l'identité de nature entre l'infection purulente épidémique et la sporadique. Supposer dans l'agent virulent d'autres différences que celles que nous venons d'indiquer, serait reconnaître comme deux espèces distinctes la pyohémie sporadique et épidémique. Or, aucun pathologiste n'élève cette impossible prétention. Ceci admis, et on ne saurait ne pas l'admettre, je dis que l'explication de l'épidimicité, fournie par M. Verneuil, est pleinement illusoire.

Et, en effet, prenons une salle de chirurgie, renfermant toujours un nombre à peu près égal de blessés : comment imaginer, en théorie septicémique, qu'à certains moments l'infection purulente s'y montre à l'état endémique ou épidémique, tandis qu'à certains autres elle n'apparaît que par cas rares, isolés, sporadiques ? Que peuvent faire à cela l'auto ou l'hétéro-infection ? L'hétéro-infection explique, dit-on, l'endémicité et l'épidémicité : mais cette hétéro-infection est due à du virus traumatique, à de la sepsine sous forme miasmatique. Ce virus, cette sepsine sont régulièrement sécrétés par les plaies récentes et suppurantes ; dès que ces plaies existent dans une salle de blessés, elles y versent, tous les jours, leur dose de virus ou de sepsine; ces poisons, en se desséchant ou en se volatilisant, répandent dans l'atmosphère un contingent régulier de miasmes; tout cela est commandé, s'enchaîne; rien là ne peut expliquer un état endémique ou épidémique qui existerait durant une certaine période de temps, et cesserait dans d'autres périodes. Ou il n'y aura pas de blessés dans la salle, ou il y aura dans l'atmosphère de cette salle des miasmes septicémiques; ceux-ci seront, en tout temps, absorbés par les malades, blessés ou non, qui séjournent dans les salles; en tout temps ils amèneront leurs effets pathogéniques. Il faudrait, pour donner une raison valable de l'épidémicité, que l'exhalation miasmatique ou virulente variât d'un temps à l'autre; que, durant une période, les plaies ne sécrétassent plus de sepsine ou qu'elles en fournissent une dose si minime que l'effet en fût insensible; que les sécrétions purulentes, ainsi dénuées de virus, ne laissassent plus exhaler de miasmes virulents; ou enfin, il faudrait qu'il y eût des temps où la muqueuse pulmonaire se montrât rebelle à l'absorption miasmatique, tandis qu'en d'autres temps elle absorbât avec avidité ces mêmes miasmes. Or, l'énoncé de ces conditions en démontre, à lui seul, le caractère antiphysiologique, et en quelque sorte l'absurdité. Et, cependant, en dehors d'elles, l'épidémicité demeure un impénétrable mystère dans l'ordre des idées septicémiques. Plus on y réfléchira, et plus on se convaincra qu'il y a là encore une condamnation clinique de ces idées. Que serait-ce si, sortant des salles de chirurgie, nous voulions rechercher les conditions d'épidémicité de l'infection purulente dans un milieu plus vaste, dans une ville, dans une contrée; si nous voulions, en outre, rechercher pourquoi, dans d'autres contrées, cette épidémicité n'apparaît jamais, et l'infection demeure toujours à l'état sporadique et rare?

Abordons le terrain d'une pathogénie vraiment médicale. Il va nous être facile de montrer comment l'infection purulente que nous avons vu atteindre, dans son évolution, jusqu'à la spécificité, peut s'élever jusqu'à l'épidémicité; et comment, sous ces formes diverses, la pathogénie de l'infection purulente demeure identique, également applicable aux conditions de sporadicité comme à celle d'épidémicité.

Les maladies épidémiques indigènes, celles qui sont propres à notre race et à notre sol, ou acclimatées parmi nous, se rangent sous deux ordres : Les unes ne paraissent aptes à se développer que sous l'action de causes spécifiques, de contages: telles sont les fièvres éruptives; les autres sont aptes à se développer sous l'action de causes communes, mais trouvent dans l'émission de produits spécifiques une cause puissante de diffusion et de propagation : telles sont la fièvre typhoïde, la diphtérie, et, chez les solipèdes, la morve. Je n'ai point à m'occuper du premier ordre, quoique, même en celui-ci, il ne faille pas absolument proscrire, comme on a tendance à le faire, l'action des causes communes; toutefois celles-ci, puissamment adjuvantes, ne sauraient probablement être déterminantes, et provoquer, à elles seules, la maladie. Je m'en tiens donc au second ordre, à celui des maladies épidémiques trouvant leur origine dans l'action des causes communes, et leur moyen de propagation dans l'émission des contages; parmi elles se range l'infection purulente, soit celle des blessés, soit celle des accouchées.

Quelles sont ces causes communes dont l'action peut expliquer l'épidémicité? Serait-ce uniquement les causes dont nous avons invoqué l'action dans l'étiologie de l'infection purulente : encombrement, casernement, air confiné et vicié? Il y a là des sources non douteuses d'épidémie, alors que ces causes font sentir leur influence délétère sur un grand nombre d'individus. Mais elles ne sont pas suffisantes; l'épidémicité apparaît souvent sans que ces conditions infectieuses communes aient acquis un pouvoir insolite, une nocivité plus intense et plus étendue. Pour l'infection purulente, comme pour toutes les maladies qui, ordinairement sporadiques, passent temporairement à l'épidémicité, telles que la diphtérie, la fièvre typhoïde et autres, il faut en appeler à une autre puissance provocatrice : celle des conditions atmosphériques générales, inconnues dans leur essence, et même dans leurs caractères physiques, mais perçues et déterminées par les effets qu'elles suscitent sur le réactif vivant, sur l'organisme qui les ressent. Plus cet organisme sera préparé à les sentir, à être ébranlé sous leur souffle, et plus ces conditions amèneront leurs résultats pathologiques. Or, quel organisme plus disposé à ressentir toutes les influences du milieu variable qui l'enveloppe que celui du blessé, dont la vie plastique et nutritive a été subitement et profondément affectée, déviée de ses voies normales, poussée à une œuvre inattendue, et se trouve frappée de l'instabilité qui marque tout ce qui est aigu et pathologique? Comment s'étonner qu'un organisme si mal équilibré, sourdement miné par cette faiblesse irritable dont parle Hunter subisse toutes ces influences de temps et de saison, de chaleur et de froid, de sécheresse et d'humidité, de variations atmosphériques souvent tempêtueuses, d'état thermo-électrique de l'air; et que, sous ces influences si prodigues de maladies, l'infection purulente contracte temporairement le caractère épidémique?

L'épidémicité, avons-nous dit, reconnait, comme moyen de diffusion et de propagation, les produits spécifiques émis dans les milieux ambiants par les malades, par ceux-mêmes qui doivent leur maladie à l'action de causes générales et communes. Cette propagation se fait-elle en tout temps pareille, et les conditions générales que nous avons mentionnées, ne lui donnent-elles pas, en temps d'épidémie, une activité nouvelle, en donnant aux émanations spécifiques une nocivité exceptionnelle? L'étude attentive des maladies épidémiques ne permet pas de douter de la réalité de cette nouvelle cause génératrice de l'épidémicité. Il est des temps où les maladies spécifiques acquièrent une faculté surexcitée de contagion qui leur donne une plus redoutable puissance d'extension. Les contages semblent plus constants et plus sûrs dans leurs effets; ils rencontrent moins d'organismes résistants. Ces maladies règnent alors à l'état épidémique; et souvent, à cet état, elles revêtent une forme propre, prennent une allure spéciale, un génie épidémique particulier. Toutes ces données s'appliquent à l'infection purulente. La pyohémie peut monter à des degrés divers de malignité et de spécificité, suivant l'action des causes générales qui assiégent et oppriment le blessé. Le pyohémique émet, par suite, des émanations spécifiques d'activité variée; et, si cette activité se montre extrême, la forme épidémique de la maladie sera redoutable et envahissante.

Je ne veux pas étendre ces considérations : elles suffisent à éclaircir le problème que l'épidémicité de l'infection purulente plaçait en regard de notre exposé pathogénique. Elles font voir par quels liens naturels cette épidémicité s'unit à notre conception de la maladie, et comment aussi s'expliquent les formes, la gravité et l'extension des épidémies pyohémiques.

§ VIII. — Des indications thérapeutiques de l'infection purulente. — Des soins généraux à donner aux blessés. — Valeur de l'hygiène alimentaire. — Importance des soins locaux à donner à la plaie. — Conditions d'un bon pansement des plaies. — Étude du pansement rare et à la ouate. — Conclusion : conditions générales de l'étude pathogénique des maladies.

Durant le cours de la discussion académique, je m'étais abstenu d'aborder le terrain thérapeutique de l'infection purulente. Dans une réponse aux objections de M. Gosselin, je me suis borné à poser quelques larges indications, les unes se rapportant à l'hygiène générale du blessé, les autres aux soins à donner à la plaie. Je ne puis m'empêcher de montrer, à cette heure, qu'une pathogénie vraie de l'infection purulente est aussi propre à établir les indications thérapeutiques qu'à fournir l'intelligence même de la maladie. La connaissance du mal et celle des moyens efficaces à lui opposer, émergent des mêmes sources, et forment un même courant.

Je n'aurai pas à insister longtemps pour faire comprendre par quels liens intimes s'associent et les soins généraux à donner au blessé et les idées que j'ai exposées sur la nature et l'étiologie de l'infection purulente. Il suffirait de reprendre une à une les conditions étiologiques de la maladie, pour indiquer, à propos de chacune d'elles, les moyens préventifs ou curatifs qui en découlent. C'est ainsi que je ferai aisément valoir l'importance que le chirurgien doit attacher aux conditions du milieu dans lequel il place le blessé. Il faut que ce milieu, par la pureté de l'air et l'action de la lumière, favorise toutes les fonctions plastiques, au lieu de leur porter une atteinte lente et continue par les conditions inverses. Tout ce qui contamine l'air ambiant est mauvais, alors surtout que cette contamination s'opère par une agglomération de blessés. Les blessés qui suppurent côte à côte sont, les uns aux autres, hostiles. Les énergies plastiques de chacun d'eux sont particulièrement affectées par ce mutuel voisinage. Il faut donc, autant que possible, isoler les blessés. Il faut aussi veiller à leur alimentation; et, sur ce point, qu'il me soit permis de faire ressortir combien les soins du régime trouvent leur indication au cœur même de notre doctrine pathogénique.

On sait, aujourd'hui, l'importance de ces soins. Alimenter, soutenir le blessé, fortifier sa vie plastique, modérer son excitabilité nerveuse, constitue, pour la meilleure part, la thérapeutique générale du traumatisme. Ces indications ne sont-elles pas comme l'écho d'une pathogénie qui place l'origine de l'infection purulente dans le trouble, dans la déviation, dans la perversion de la vie plastique générale et locale du blessé. Que ces troubles apparaissent d'abord dans la plaie pour retentir ensuite dans l'économie entière, ou que, se manifestant primitivement dans l'économie, ils détruisent l'œuvre locale de la réparation organique, les résultats n'en demeurent pas moins identiques; un affaiblissement, une perversion, un entraînement funeste de la vie nutritive et plastique. Quel moyen mieux indiqué, pour prévenir cet affaiblissement et cette perversion, que de fournir au blessé une alimentation non-seulement réparatrice, mais encore tonique et même stimulante? Il faut nourrir et stimuler le blessé de bonne heure; il faut lui accorder largement aliments plastiques et vin généreux; il faut se garder de laisser s'établir, par une diète intempestive, une déchéance notable de la nutrition générale. Cette conduite est d'autant plus urgente et nécessaire, que le blessé vit au milieu de conditions plus anti-plastiques, comme sont celles de nos hôpitaux. Ces préceptes ont été trop longtemps méconnus sous le règne des théories exclusives de l'inflammation; et bien des blessés, comme bien d'autres malades, ont dû leur perte à la domination tyrannique de Broussais.

Je ne dirai pas que les théories septicémiques soient pleinement indifférentes aux bonnes règles de l'hygiène et du régime chez le blessé : je dirai toutefois que ces règles ne possèdent plus, en cet ordre d'idée, qu'une utilité restreinte. Sans doute, être bien nourri peut permettre au blessé de résister mieux aux effets d'un empoisonnement; mais ce qui importe, c'est que cet empoisonnement n'ait pas lieu. Détruire ou neutraliser dans la plaie la sepsine, ou la poursuivre et la combattre jusque dans les voies circulatoires, voilà l'indication essentielle et première, celle qui va droit au mal. L'alimentation, les toniques, les stimulants, ne peuvent rendre ici que des services indirects et accessoires. Il n'y aurait à y attacher aucune importance si l'art pouvait atteindre et décomposer le poison qui infecte l'économie. Qu'il y a loin de là aux indications que nous avons exposées! Pour nous, l'utilité des soins du régime devient directe et majeure; elle répond au fond même des choses, à la nature réelle du mal. Ces soins ne sont plus accessoires; ils constituent un objet principal dans le traitement du traumatisme.

Les soins à donner à la plaie n'ont pas moins d'importance que les soins généraux; peut-être même en ont-ils davantage. Au point de vue des théories toxicologiques, ces soins se résument surtout à combattre la formation du poison traumatique par l'application locale des anti-septiques. Toute la thérapeutique de la plaie se réduit à cette idée systématique, et je n'ai pas besoin de dire combien les résultats sont pauvres, malgré la multiplicité des moyens conseillés. A notre sens, les indications locales sont tout autres, plus complexes et plus nombreuses; et il faut pourvoir à chacune pour prévenir tous les accidents qui peuvent prendre leur point de départ dans la plaie. Nous avions exprimé, dans notre dernier discours, la valeur et la raison de ces indications, en disant qu'il faut chercher par-dessus tout le bien-être de la plaie, parce que le bien ou le mal-être de la partie deviennent le bien ou le mal-être du tout.

Obtenir le bien-être de la plaie, est-ce là une œuvre facile et toujours réalisée par les pansements effectués à cet effet? Quel chirurgien ne confessera l'imperfection, souvent cruelle, des moyens usités? Qu'on nous permette d'en appeler au témoignage d'un maître éminent, M. Sédillot. Voici ses propres paroles: « Les pansements sont une des grandes causes de la mortalité des amputés, par les graves accidents auxquels ils donnent lieu. Le moignon est étranglé par un appareil inextensible, les bords de la plaie le sont par les bandelettes et les sutures. Les liquides, sang, sérosité et pus retenus dans la plaie compriment les chairs, font obstacle à la circulation, amènent l'œdème, le gonflement, l'inflammation, des érysipèles, des foyers purulents, la fonte ulcéreuse des tissus, des phlébites, l'érosion des veines, la pyohémie, la carie et la nécrose de l'os, etc. Que tous les chirurgiens fassent appel à leurs souvenirs, et qu'ils se demandent s'ils n'ont pas vu, à la levée du premier appareil, la peau œdématiée, couverte de phlyctènes dans l'intervalle des bandelettes agglutinatives, frappée de rougeur érysipélateuse, un pus sanieux et fétide s'écouler de l'intérieur du moignon, et tous les malades exprimer un soulagement marqué après le premier pansement. » Quel triste et cependant véridique tableau!

Un bon pansement, pour répondre aux indications essentielles, doit calmer d'abord toute douleur, et assurer le calme durant tout le temps de son application ; il doit prévenir ou éteindre toute inflammation; maintenir une température douce et constante; être rare, car tout nouveau pansement est une occasion de fatigue, de douleur, de refroidissement ; il doit contenir dans de justes limites la suppuration, et lui valoir une apparence louable ; et, enfin, garantir la plaie contre tous les chocs et tous les mouvements douloureux, auxquels peut être exposée la partie blessée. Ainsi ménagée et entourée de tels soins, la plaie poursuit son travail organique, non-seulement dans les conditions les plus favorables, mais encore, et surtout, sans provoquer dans l'économie de ces impressions hostiles et de ces troubles généraux, précurseurs ou agents de l'infection purulente.

Nous n'avons pas besoin de le dire, ce pansement idéal, poursuivi par l'art, est difficile à réaliser. Nous ne nous livrerons pas à l'énumération et à l'examen critique de tous ceux qui ont été successivement préconisés. Nous nous bornerons à étudier, au point de vue des indications qu'il remplit, un nouveau mode de pansement inauguré par le promoteur même de la discussion académique sur l'infection purulente, M. Alphonse Guérin. C'est le pansement rare et à la ouate ; il associe heureusement des mérites divers, que possédaient isolément tels ou tels autres pansements employés ; et les résultats obtenus semblent si avantageux, que la plupart des chirurgiens de nos hôpitaux l'emploient presque exclusivement dans les opérations importantes.

M. Alphonse Guérin estime répondre par le pansement rare et à la ouate aux indications suggérées par sa théorie particulière du typhus chirurgical. Il prétend s'opposer surtout à l'absorption miasmatique par la plaie, unique cause, suivant lui, de l'infection purulente. L'air, croit-il, n'arrive à la plaie que tamisé à travers la ouate, et dépouillé de toutes les particules miasmatiques dont il est chargé. Dans cette interprétation des faits, M. Alphonse Guérin abandonne l'idée de miasmes naissant sur place dans la plaie, au contact de l'air, et aussitôt résorbés par elle. Car la ouate n'empêche pas l'air d'arriver à la plaie, et si les miasmes sont fournis par la plaie au contact de l'air, rien ne s'oppose, dans ce mode de pansement, à ce qu'ils soient pris et entraînés par l'absorption. Il s'agirait donc, exclusivement, de miasmes flottant dans l'air des salles, et dont l'absorption engendrerait l'infection purulente. Mais, dès lors, que devient l'idée pathogénique de M. Alphonse Guérin? Pourquoi les miasmes flottant dans l'air ne pénètreraient-ils que par la surface d'une plaie? Pourquoi, entraînés incessamment dans les voies respiratoires, ne seraient-ils pas absorbés par cette voie? Où est donc l'obstacle à l'absorption qu'ils rencontreraient dans la muqueuse pulmonaire? Celle-ci n'est-elle pas l'une des surfaces d'absorption les plus actives que l'on connaisse? D'où lui proviendrait une immunité réfractaire à l'absorption des miasmes pyogéniques? Ou bien, absorbés par la muqueuse pulmonaire, ces miasmes, si nuisibles alors qu'ils pénètrent par la voie de la plaie, deviendraient-ils tout d'un coup inoffensifs, comme s'ils étaient décomposés au contact de cette muqueuse ? mais que signifierait cette propriété mystérieuse de décomposition; où et quand a-t-on vu que des agents nuisibles perdissent leur nocuité en passant par l'une des voies les plus rapides, et j'ajoute, les moins altérantes de l'absorption? Laissons les vues chimériques de côté. S'il y a, répandus dans l'air, des miasmes générateurs du typhus chirurgical, ces miasmes produiront le typhus, qu'ils entrent dans l'organisme par la voie de l'absorption pulmonaire ou par celle de la plaie ; et même la première, par l'étendue de sa surface et par son appel incessant de l'air, sera incomparablement plus active que la seconde.

M. Alph. Guérin, poursuivi par son idée pathogénique exclusive, recommande de ne faire de pansement que hors des salles, à l'amphithéâtre ou dans une chambre particulière. Nous venons d'exposer la raison physiologique qui rend ce précepte illusoire; il en est une autre toute pratique et non moins incontestable. C'est que, dans un hôpital, l'air de toutes les salles, de toutes les chambres, est partout vicié, sinon également, du moins dans des proportions suffisantes pour que les contages miasmatiques ne puissent être évités. Ceux-ci se diffusent partout ; le mouvement seul des personnes sert à leur déplacement, et à leur expansion d'un lieu à un autre. D'ailleurs ce coton qui est censé tamiser l'air, et s'opposer à l'arrivée des miasmes sur la plaie, ne peut le faire qu'en se chargeant lui-même des miasmes qu'il arrête. Il suffirait par cela même, au moment où l'on dégage la plaie, à fournir à celle-ci les miasmes que l'on tient tant à éloigner. Toutes ces précautions paraîtront bien vaines aux médecins à qui l'histoire des épidémies a appris ce qu'est la contagion miasmatique, l'inanité de certaines mesures prophylactiques, imparfaites et grossières, et le peu que valent les moyens d'isolement proposés à l'intérieur de nos établissements hospitaliers.

Nous allons trouver une compensation à ces remarques critiques, si, abandonnant les raisons contestables qui ont pu inspirer notre habile collègue, nous étudions le pansement rare et à la ouate, au point de vue des conditions pratiques d'un bon pansement des plaies ; nous verrons qu'il les réalise pour la plupart d'une façon remarquablement heureuse.

Et d'abord le pansement à la ouate est un pansement rare ; condition si essentielle que nous croyons devoir la désigner en premier par les mots : pansement rare et à la ouate. Il reste en place pendant vingt à vingt-cinq jours. Que de douleurs et que de fatigues épargnées à un amputé par cette pratique ! Que de causes d'irritation supprimées !

à travers la ouate, on surveille, on voit presque la plaie; l'absence de toute douleur, de toute fièvre, de toute élévation de température, témoignent de ce qui s'y passe. Au premier pansement le travail de cicatrisation est déjà avancé. L'époque des graves complications des plaies est presque passée.

Le pansement à la ouate supprime la douleur, et cela d'une façon presque instantanée. Aussitôt mise en contact avec les tissus récemment lésés et saignants, la ouate éteint leur sensibilité douloureuse; c'est un fait que l'on avait déjà constaté pour les brûlures. Le pansement terminé, les douleurs supprimées par l'application ouatée ne reparaissent pas; le sentiment de bien-être persiste et s'accroît. Cette indolence du pansement, et surtout sa rareté, épargnent au blessé ces appréhensions souvent exagérées, toujours pénibles et parfois cruelles, qui se renouvellent, chaque jour, dans l'attente et au moment du pansement. Cette dépression morale, cette contention triste, sont un nouvel élément qui ajoute à l'affaiblissement de la vie nutritive et plastique, et prépare les graves accidents généraux du traumatisme. Un mode de pansement qui supprime ces angoisses morbides, rend, par cela seul, d'incontestables services.

Le pansement à la ouate doit une bonne partie de ses effets bienfaisants, à ce qu'il est le type parfait des pansements compressifs, à ce que la compression qu'il exerce est douce, continue, élastique, ne blessant jamais, s'égalisant sur tous les points où elle porte. Que d'avantages dus à cette action continue, efficace, si sûrement antiphlogistique! Quel meilleur moyen de prévenir les inflammations, les fusées purulentes, les gonflements douloureux des tissus! Pour en juger, il n'y a qu'à rappeler l'action résolutive que la compression exerce sur les gonflements articulaires, douloureux, de nature sub-inflammatoire, sur les engorgements et les indurations des tissus, sur les épanchements plastiques infiltrés au sein de ces tissus.

Cette suppression de la douleur, cette action compressive et antiphlogistique, appliquée dès le début sur les tissus lésés, amène un autre et remarquable résultat; c'est, sinon l'absence, du moins l'amoindrissement très-notable de la fièvre traumatique. Cette diminution de la fièvre traumatique est un fait, non-seulement heureux par lui-même, mais plus encore par ses conséquences ultérieures. L'infection purulente, en effet, manque par là d'une sorte de branle ou d'appel trop souvent irrésistible. Une fièvre traumatique, notablement prolongée ou intense, use et met en souffrance l'organisme, mine ses forces de résistance, altère le bon état des humeurs et prédispose ainsi à l'infection purulente. Supprimer ou réduire la fièvre traumatique, c'est affermir par cela même le blessé et l'assurer contre la pente des affections fébriles graves, contre l'entraînement à la purulence.

Le pansement compressif à la ouate obtient

quelques effets locaux qu'il est bon de signaler. Il prévient la formation des fusées purulentes et des œdèmes, partiels ou généralisés, de la plaie, et du membre, s'il s'agit d'une amputation. La peau reste souple, pâle, comme un peu plissée et flétrie, jouant facilement sur les tissus sous-jacents. En même temps, les contractions musculaires involontaires, les soubresauts du membre sont empêchés par cette même compression. Les énormes couches de ouate qui recouvrent le membre et la plaie, les protégent contre les chocs extérieurs, rend les déplacements de la partie opérée faciles et exempts de toute douleur.

Enfin, ces effets divers du pansement rare et à la ouate produisent un résultat inattendu, la diminution de la sécrétion purulente de la plaie. Aucune cause d'irritation n'excite la plaie et ne provoque son fonctionnement exagéré, la douleur est éteinte, l'hypérémie phlogistique est étouffée par la compression, les tissus conservent leur aspect et leur vitalité presque normale; la fréquence des pansements et des lavages ne vient plus irriter les bourgeons charnus et les pousser à fournir un surcroît de suppuration; aussi la suppuration est-elle très-amoindrie quant à sa quantité. Après vingt ou vingt-cinq jours, à la levée du premier pansement, la suppuration fournie, pendant ce laps de temps, dans une amputation de cuisse, ne dépassait pas en tout un demi-verre; pour une amputation du bras une cuiller à bouche(1). Si l'on comparait cela à l'abondance de la suppuration dans les pansements répétés, si l'on additionnait la quantité de pus fournie, chaque jour, pendant vingt jours, on arriverait à trouver une différence extraordinaire dans les deux cas. Au point de vue de l'infection purulente et de la pathogénie que nous défendons, un tel fait acquiert une importance extrême. Le travail pyogénique local étant très-diminué, la participation générale de l'organisme devient bien moins profonde, les causes d'épuisement et d'altération du sang et des humeurs s'affaiblissent, les puissances plastiques et nutritives demeurent plus résistantes, et suffisent plus aisément aux réparations traumatiques. Dans de telles conditions, l'entraînement pyohémique est moins à redouter.

En résumé, tous les effets du pansement rare et à la ouate convergent vers un but unique : réduire à ses moindres limites le travail de réparation traumatique, le dégager de toutes ses complications douloureuses, prévenir le développement de l'infection purulente. Un tel but ne peut s'atteindre absolument; il est seulement permis d'en approcher. Les témoignages sont unanimes à déclarer que M. Alphonse Guérin s'en est appro-

(1) J'emprunte ces appréciations à une thèse récente *Étude sur le pansement ouaté,* soutenue devant la Faculté, par M. Blanchard. La quantité de pus m'a paru plutôt moindre à la levée du premier pansement pour une amputation de cuisse auquel j'assistai. Il n'y avait certainement pas dans le moignon et dans la ouate imbibée un demi-verre de pus.

ché plus qu'aucun autre. Les statistiques affirment de partout que l'infection purulente prélève bien moins de victimes sur les opérés ainsi pansés. Cela restera un honneur pour la chirurgie française et pour celui de nos collègues qui le lui aura valu.

Il faut que les progrès de l'art servent à la science. Nous n'avons pas à faire valoir pourquoi, dans le sens de nos doctrines, les pansements rares et à la ouate prémunissent le blessé contre l'infection purulente; nous l'avons suffisamment indiqué dans l'étude détaillée des effets de ces pansements. Mais il nous est permis de montrer que, dans le sens des théories septicémiques, on ne saurait concevoir en rien cette puissance préventive. Le pansement ouaté peut-il prévenir la sécrétion de la sepsine à la surface des plaies, et peut-il s'opposer à son absorption? Le maintien prolongé de ce pansement, qui, pendant vingt jours, laisse la plaie, sans aucune application anti-septique, au contact de la sepsine qu'elle a sécrétée, ne devrait-il pas, au contraire, assurer la résorption de ce poison? Et cependant, la fièvre traumatique se fait à peine sentir, et l'infection purulente devient bien moins fréquente! Qu'est-ce que cela veut dire, et comment expliquer de tels faits? que l'on y réfléchisse : les résultats obtenus par les pansements rares sont essentiellement contradictoires avec les données de l'empoisonnement traumatique. Nouvelle opposition à ajouter à tant d'autres entre l'observation et les théories illusoires de la septicémie, et ses créations insaisissables, virus traumatique et sepsine.

Je m'arrête sans avoir épuisé un inépuisable sujet. Je crains que ces études de pathogénie n'aient depuis longtemps fatigué le lecteur, accoutumé à chercher de tout autres enseignements. On confond volontiers, aujourd'hui, la pathogénie d'une maladie avec le mécanisme des lésions que la maladie amène, et avec les rapports des symptômes aux lésions. Ce sont là, cependant, des problèmes absolument distincts. La pathogénie, la naissance première d'une maladie, demeure essentiellement une détermination propre de l'activité vivante, une unité affective et une conception pathologique de l'être. Quel est le caractère primordial de cette conception, de cette unité pathologique; quelles sont les conditions qui la préparent et la suscitent; quelles sont son évolution et sa fin organiques? tel est le problème pathogénique. Il ne saurait se résoudre en déterminant le mécanisme d'une lésion. Ce mécanisme est un fait second à élucider, comme la lésion elle-même qui est un effet, un produit de la maladie. On ne peut partir de là pour donner la notion d'une maladie; d'autant plus que ce point de départ fuit toujours devant celui qui veut l'atteindre et le fixer. Il faut partir du fait initial et créateur de l'affection génératrice. Là seulement est la raison comme la nature de la maladie. Il faut y marcher résolument, en s'aidant de tous les secours que fournissent l'observation clinique, la physiologie, l'expérimentation, l'analyse des conditions de milieu et des causes occasionnelles. Cette voie est difficile à suivre; elle veut un esprit qui ait contracté cette haute et sévère habitude de remonter aux causes réelles des choses, qui sache que toute la science est là, et qui soit bien convaincu que, dans l'ordre vivant, la cause réelle est la vie, et, dans le mode pathologique, l'affection. Ces premières vérités commandent tout. Celui qui ne les possède pas pleinement, qui n'en sent pas la nécessaire application dans la science des maladies, celui-là ne peut aborder les études pathogéniques qui sont l'œuvre suprême de ces vérités.

C'est une telle entreprise que nous venons de tenter au sujet de la fièvre traumatique et de l'infection purulente. Si nous y avions à moitié réussi, nous aurions livré, de ces affections, des notions plus rigoureusement exactes, plus conformes à la nature des choses, que toutes celles que peut enfanter, je ne dis pas une expérimentation trompeuse, mais toute théorie fondée sur la production ou le déterminisme des lésions.

TABLE DES MATIÈRES

FIN DE LA TABLE DES MATIÈRES

VERSAILLLES. — Imprimerie CRÉTÉ.

LA PRATIQUE DE LA CHIRURGIE D'URGENCE

Par M. le docteur A. CORRE
Ex-médecin de 1re classe de la marine.

Paris, 1872, 1 vol. in-18 de VIII-216 pages, avec 51 fig. — 2 fr.

DE LA PYOHÉMIE OU FIÈVRE SUPPURATIVE

Par P. MURRAY BRAIDWOOD
Ancien président de la Royal Medical Society d'Édimbourg
TRADUCTION PAR EDW. ALLING
Interne des hôpitaux de Paris,
REVUE PAR L'AUTEUR

TRAVAIL AYANT OBTENU LE PRIX ASTLEY COOPER POUR 1868

Paris, 1870, 1 v. in-8 de 300 p. avec 12 pl. chromolithographiées.— 8 fr.

TRAITÉ D'ANATOMIE CHIRURGICALE ET DE CHIRURGIE EXPÉRIMENTALE

PAR J.-F. MALGAIGNE,
Professeur à la Faculté de médecine de Paris, membre de l'Académie de médecine.

2e édition, considérablement augmentée. 1859, 2 forts vol. in-8. 18 fr.

BERNARD (Cl.) et HUETTE. **Précis iconographique de médecine opératoire** et d'anatomie chirurgicale. Paris, 1866, 1 vol. in-18 jésus de 495 pages, avec 113 planches, figures noires. Cartonné. 24 fr.
— Le même, figures coloriées. Cartonné. 48 fr.

BERNARD (H.). **Premiers secours aux blessés, sur le champ de bataille et dans les ambulances**, par le docteur H. Bernard, ancien chirurgien des armées, précédé d'une introduction par J.-V. Demarquay, chirurgien de la maison municipale de santé, chirurgien des ambulances de la Presse. Paris, 1871, in-18, 164 pages avec 179 figures. 2 fr.

BRAINARD. **Mémoire sur le traitement des fractures non réunies** et des difformités des os, par D. Brainard, professeur de chirurgie au Collége médical de l'Illinois. Paris, 1854, gr. in-8 de 72 pages, avec 2 pl. comprenant 19 fig. 3 fr.

BROCA. **Anatomie pathologique du cancer**, par Paul Broca, professeur à la Faculté de médecine. Paris, 1852, 1 vol. in-4, avec 1 pl. lithographiée. 3 fr. 50

CHASSAIGNAC. **De l'infection purulente.** Discours prononcé par M. Chassaignac, membre de l'Académie. Paris, 1871, in-8° de 16 pages. 75 c.

CHÉDEVERGNE. **Des fractures indirectes de la colonne dorso-lombaire**, par le docteur Chédevergne, chirurgien de l'Hôtel-Dieu et professeur de l'École de médecine de Poitiers. Paris, 1869, in-4 de 124 pages. 3 fr.

DIDAY. **Exposition critique et pratique des nouvelles doctrines sur la syphilis**, suivie d'un Essai sur de nouveaux moyens préservatifs des maladies vénériennes, par le docteur P. Diday, ex-chirurgien en chef de l'Antiquaille. Paris, 1858, 1 vol. in-18 jésus de 560 pages. 4 fr.

DUCHAUSSOY. **Anatomie pathologique des étranglements** internes et conséquences pratiques qui en découlent, par A. P. Duchaussoy, professeur agrégé à la Faculté de médecine de Paris, etc. Paris, 1860, 1 vol. in-4 de 294 pages, avec une planche lithographiée. 5 fr.

EHRMANN (F.). **Étude sur l'uranoplastie** dans ses applications aux divisions congénitales de la voûte palatine, par le docteur J. Ehrmann (de Mulhouse). Paris, 1869, in-4 de 104 pages. 3 fr.

GERDY. **Traité des bandages, des pansements et de leurs appareils**, par P. N. Gerdy, professeur à la Faculté de médecine de Paris, etc. Paris, 1837-1839. 2 vol. in-8 et atlas de 20 planches in-4. 6 fr.

GOFFRES. **Précis iconographique de bandages**, pansements et appareils, par M. le Dr Goffres. Paris, 1866, in-18 jésus, avec 81 pl., fig. noires. Cart. 18 fr.
— Le même, figures coloriées. Cartonné. 36 fr.

HOUZÉ de l'AULNOIT. **Note sur les avantages et la description d'un nouveau procédé opératoire** applicable à toutes les amputations des membres et ayant pour but de recouvrir l'os sectionné avec une lame de périoste conservée à la face interne des lambeaux, par M. le docteur Alf. Houzé de l'Aulnoit, chirurgien de l'hôpital Saint-Sauveur, à Lille. Lille, 1872, in-8, avec 3 planches dessinées d'après nature. 2 fr. 50

HUNTER. **Traité de la maladie vénérienne**, par J. Hunter, traduit de l'anglais par G. Richelot, avec des notes et des additions par le docteur Ph. Ricord, chirurgien de l'hospice des Vénériens. *Troisième édition*, corrigée et augmentée. Paris, 1859, in-8 de 800 pages, avec 9 planches. 9 fr.

Parmi les nombreuses additions de M. Ricord, nous citerons seulement les suivantes : L'inoculation de la syphilis. — Différence d'identité entre la blennorrhagie et le chancre. — Des affections des testicules à la suite de la blennorrhagie. — De la blennorrhagie chez la femme. — Du traitement de la gonorrhée et de l'épididymite. — Des écoulements à l'état chronique. — Des rétrécissements de l'urèthre comme effet de la gonorrhée. — De la cautérisation. — Des bougies. — Des fausses routes de l'urèthre. — Des fistules urinaires. — De l'ulcère syphilitique primitif et du chancre. — Traitement du chancre, de son mode de pansement. — Du phimosis. — Des ulcères phagédéniques. — Des végétations syphilitiques. — Du bubon et de son traitement. — Sur les affections vénériennes de la gorge. — De la syphilis constitutionnelle. — Sur les accidents tertiaires et secondaires de la syphilis. — Des éruptions syphilitiques, de leurs formes, de leurs variétés et de leur traitement. — De la prophylaxie de la syphilis.

IZARD. **Nouveau traitement de la maladie vénérienne et des syphilides ulcéreuses par l'iodoforme**, par M. le docteur A.-A. Izard, ex-interne de l'hôpital du Midi. 1871. In-8 de 48 pages. 1 fr. 50.

MALLE. **Clinique chirurgicale de l'hôpital militaire de Strasbourg**, par le docteur P. Malle. 1 vol. in-8 de 756 pages. 6 fr.

RICORD. **Lettres sur la syphilis**, suivies des discours à l'Académie de médecine sur la syphilisation et la transmission des accidents secondaires, par Ph. Ricord, chirurgien consultant du Dispensaire de salubrité publique, ex-chirurgien de l'hôpital du Midi, avec une Introduction par Amédée Latour. *Troisième édition, revue et corrigée*. Paris, 1863, 1 joli vol. in-18 jésus de VI-558 pages. 4 fr.

Ces *Lettres*, par le retentissement qu'elles ont obtenu, par les discussions qu'elles ont soulevées, marquent une époque dans l'histoire des doctrines syphilographiques.

ROUX. **De l'ostéomyélite et des amputations secondaires**, d'après des observations recueillies à l'hôpital de la marine de Saint-Mandrier (Toulon, 1859) sur les blessés de l'armée d'Italie, par M. le docteur Jules Roux, premier chirurgien en chef de la marine à Toulon. Paris, 1860, 1 vol. in-4, avec 6 planches lithographiées. 5 fr.

SARAZIN. **Clinique chirurgicale de l'hôpital militaire de Strasbourg.** Service de M. Ch. Sarazin, médecin-major, professeur agrégé à la Faculté de médecine de Strasbourg. Strasbourg, 1870, in-8 de 92 pages. 2 fr.

SÉDILLOT (Ch.). **De l'évidement sous-périosté des os.** *Deuxième édition.* Paris, 1867. 1 vol. in-8, 438 pages, avec 16 planches polychromiques. 14 fr.

SÉDILLOT (Ch.). **Contributions à la chirurgie**. Paris, 1869. 2 vol. grand in-8 de 700 pages chacun, avec figures. 24 fr.

TRIBES. **De la complication diphthéroïde contagieuse des plaies**, de sa nature et de son traitement, par le Dr M. Tribes. Paris, 1872, in-8. 2 fr.

VIDAL. **Traité de pathologie externe et de médecine opératoire**, avec des résumés d'anatomie des tissus et des régions, par A. Vidal (de Cassis), chirurgien de l'hôpital du Midi, professeur agrégé de la Faculté de médecine de Paris, etc. *Cinquième édition*, revue, corrigée, avec des additions et des notes, par le docteur Fano, professeur agrégé de la Faculté de médecine de Paris, ex-prosecteur de la même Faculté. Paris, 1861. 5 vol. in-8 de chacun 850 pages, avec 761 figures intercalées dans le texte. 40 fr.

VERSAILLES. — Imprimerie et stéréotypie de CRÉTÉ, 15, rue Colbert (place d'Armes).

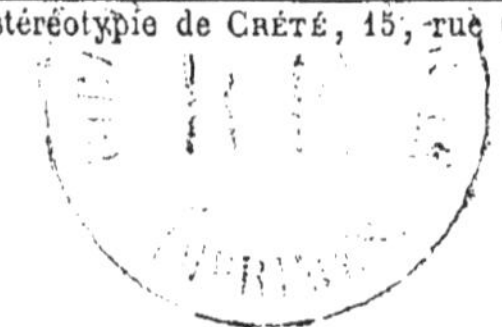

www.ingramcontent.com/pod-product-compliance
Ingram Content Group UK Ltd.
Pitfield, Milton Keynes, MK11 3LW, UK
UKHW020135220726
13923UKWH00001B/172